*Natürliche Wege
der Entgiftung*

Titel der Originalausgabe:
„Natural Detox – Total Cleansing to Rejuvenate
Your Body and Mind“
erschienen bei Vega

Aurum Verlag in:
© J. Kamphausen
Verlag & Distribution GmbH
info@j-kamphausen.de
www.weltinnenraum.de
Lektorat: Hermann Jung
Übersetzung: René Keber

Abbildungen:
aus der Originalausgabe
Typografie, Satz: Wilfried Klei
Umschlag-Gestaltung:
Matrix, Hamburg
Druck & Verarbeitung:
Westermann Druck Zwickau

Deutsche Ausgabe:

Die Deutsche Bibliothek – CIP-Einheitsaufnahme

Ein Titeldatensatz für diese Publikation
ist bei der deutschen Bibliothek erhältlich.

1. Aufl. - 2003

ISBN 3-89901-011-6

MARIE FARQUHARSON

Natürliche Wege der Entgiftung

Vollständige Reinigung zur Regeneration von Körper und Geist

AURUM

Übungen / Abbildungen

Figur 1	Die Welle	77
Figur 2	Der Spannungslöser	79
Figur 3	Zusammenziehen und Wölben	80
Figur 4	Arm-Bein-Stretching	81/82
Figur 5	Stretching des einzelnen Arms	82
Figur 6	Armkreise	83
Figur 7	Wirbelsäulen-Stretching	84/85
Figur 8	Gluteales Stretching	86
Figur 9	Hüften-und Schulterstretching	87
Figur 10	Die Katze	88/89
Figur 11	Vierfach-Stretching	89
Figur 12	Wirbelsäulenlockerung	90/91
Figur 13	Rückkehr in den Stand	92/93/94
Figur 14	Der Sonnengruß	96
Figur 15	Körper-Stretching	98/99
Figur 16	Frontbeuge	100
Figur 17	Kobra	102

Einleitung 7

TEIL I: *ORDNUNG IM LEBEN HERSTELLEN*

1 *Das Leben in einer vergifteten Welt* 12
2 *Der Umgang mit Giftstoffen* 23
3 *Vorbereitung der Entgiftung* 32

TEIL II: *VOLLSTÄNDIGE REINIGUNG*

4 *Die Entgiftung Ihres Geistes* 48
5 *Ein entgiftendes Heilbad herrichten* 60
6 *Steigern Sie Ihre Entgiftung durch Atemübungen und Bewegung* 72
7 *Verstärkung der Entgiftung durch Nahrungsergänzungen* 104
8 *Entgiftung Ihrer Wohnung* 115

TEIL III: *IHRE ENTGIFTUNGSPROGRAMME*

9 *Ein-Tages Mono-Diät* 128
10 *Zweitägiges Saft-Fasten* 137
11 *Zweitägiges Fasten* 149
12 *Die Wochenend-Gesundheitsfarm-Entgiftung* 157
13 *Siebentägiger Frühjahrsputz* 178
14 *Zehntägige Reinigungsdiät* 191
15 *Dreiwöchige Verjüngungsdiät* 203

TEIL IV: *DER BLICK IN DIE ZUKUNFT*

16 *Wie Sie rein und gesund bleiben* 216

Weiterführende Lektüre 219
Index 220

Für meine Mutter

Einleitung

Wie fühlten Sie sich, als Sie heute morgen aufwachten? Waren sie erfrischt, bei Kräften und bereit, den neuen Tag in Angriff zu nehmen oder rollten Sie mit müden Augen aus dem Bett und sehnten sich nach mehr Schlaf? Es ist gut möglich, dass es irgendein Zustand dazwischen war. Doch wenn Sie nicht mit einem Ausbruch an Elan und Vitalität aufwachten, fragen Sie doch nach dem ‚Warum?'.

In der heutigen schnelllebigen Welt gewöhnt man sich leicht an ein Gefühl des Unbehagens, welches sich durch Kopf-, Glieder- und Magenschmerzen sowie Hautprobleme mitteilt, und fühlt sich erschöpft, ausgebrannt, nervös, gereizt und unglücklich. Solche Beschwerden mögen zwar nicht ernst genug erscheinen, um Ihren Arzt zu konsultieren, beschreiben Sie jedoch, nach Ansicht des Ernährungswissenschaftlers Professor Jeffrey Bland, als „stehend krank" – als eine Person, die nicht krank genug ist, um sich Ruhe zu gönnen, aber andererseits auch nicht wirklich gesund ist.

Wie Sie sich fühlen, ist in einem großen Maße von der Fähigkeit Ihres Körpers abhängig, mit Giftstoffen umzugehen. Ihr Körper ist eine großartige Maschine, welche daraufhin ausgelegt ist, sich automatisch selbst zu reinigen und zu erneuern. Das Problem ist jedoch, dass Ihr Körper selbst unter den besten Umständen alle Hände voll damit zu tun hat, Fette, Proteine und Zucker aus Ihrer Nahrung zu verarbeiten. Fügt man nun noch den Cocktail an Schadstoffen, welcher sich in den meisten Grundnahrungsmitteln findet und die Beeinträchtigungen eines stressvollen Lebens, den Bewegungsmangel sowie die ständig ansteigende Zahl an Luft- und Wasserverunreinigungen hinzu, so ergibt sich eine Situation, in welcher Sie weitaus mehr Giftstoffen ausgesetzt sind, als Ihr Körper abweisen kann.

Obgleich Ihr Körper unglaublich kräftig und voller Ressourcen ist, hat er sich nicht schnell genug an das Gemisch an Giftstoffen, welche das 20. Jahrhundert hervorgebracht hat, anpassen können. Der dauerhafte Angriff von Giftstoffen schwächt die Fähigkeit Ihres Körpers, sich selbst zu entgiften und zu reinigen und somit können Ermüdung, Unwohlsein und gereizte Haut und Augen alles Anzeichen dafür sein, dass Ihr Körper nicht so effizient arbeitet, wie er könnte. Sofern Sie nichts daran setzen, diesen Zustand zu verbessern, werden sich diese Giftstoffe stetig weiter in Ihrem Körpergewebe anreichern und Ihre Vitalität vermindern, bis dies eventuell zu einem ernsteren Zustand, einer frühzeitigen Alterung, einem schwerfälligen Stoffwechsel oder ausartenden Krankheiten führt.

Wie auch immer – Sie halten es in Ihren Händen, diesen Zustand zum Besseren zu wenden. Dieses Buch enthält ein Programm von einfachen reinigenden Diäten, Entspannungstechniken und Übungen, welche Ihren Körper und Ihren Geist entgiften und regenerieren. Hier und da macht es Sinn, dem Körper eine Auszeit zu geben – eine Zeit, in der Sie sich entspannen und nur einfachste Nahrung und Getränke zu sich nehmen, und Ihrem Körper gestatten, seine natürlichen Heilungsmechanismen durchzuführen. Schon mit einem einzigen Tag der Entgiftung können Sie Ihre Gesundheit und Ihr Wohlbefinden deutlich steigern. Indem Sie sich Ruhe gönnen und für eine paar Tage jegliche Formen von Stress vermeiden, geben Sie Ihrem Körper die Möglichkeit, sich aufzufrischen, wieder Kraft zu tanken und sowohl den Verdauungstrakt, die Leber, die Nieren als auch weitere wichtige Organe zu heilen. Die Entgiftung spricht ebenso die emotionale Ebene an, indem sie hilft, Stress und Sorgen, sowie Wut und ein angeschlagenes Selbstbewusstsein zu beseitigen. Viele Experten sind sogar der Ansicht, dass sie hilft, den Verstand zu schärfen und den Geist zu befreien. Man darf dies trotzdem nicht missverstehen; bei einer Entgiftung geht es nicht um Verdrängung, sondern um einen Weg, mit sich selbst umzugehen und auf die zukünftige Gesundheit des Körpers und des Geistes hinzuarbeiten.

Entgiften um:

- Krankheiten vorzubeugen
- Den Organen Ruhe zu gönnen
- Körperfunktionen aufzubereiten
- Die Haut zu reinigen
- Den Alterungsprozess zu verlangsamen
- Die Flexibilität zu erhöhen
- Die Fruchtbarkeit zu verbessern

Nach der Entgiftung werden Sie:

- kreativer
- motivierter
- produktiver
- entspannter
- tatkräftiger sein
- mehr mit Ihrem Inneren im Einklang stehen
- sich deutlicher Ihrer Spiritualität bewusst sein

– Teil I –

Ordnung im Leben herstellen

– Kapitel 1 –

Das Leben in einer vergifteten Welt

Das Leben ist giftig. Es finden sich Giftstoffe in der Nahrung, die man zu sich nimmt, im Wasser, das man trinkt und in der Luft, die man atmet – sogar Ihr eigener Körper produziert Giftstoffe als Endprodukt von Stoffwechselprozessen, welche wiederum für Ihre Gesundheit erforderlich sind.

Was ist ein Giftstoff?

Ein Giftstoff ist jegliche Substanz, die einen störenden und/oder schädlichen Einfluss auf Ihren Körper hat, seinen Gesundheitszustand beeinträchtigt und seinen natürlichen Funktionsablauf schwächt. Es kann etwas sein, das nicht offensichtlich schädlich ist – denn jede Substanz kann schließlich giftig wirken, wenn man ihr in übermäßigem Umfang ausgesetzt ist. Allerdings sieht Ihr Körper nicht tatenlos zu und nimmt diese Giftstoffe auf. Eher im Gegenteil. Ihr Körper ist wie eine kräftige Maschinerie, welche unter anderem auch darauf ausgelegt ist, im ständigen Kampf mit solchen Substanzen zu stehen, um sich selbst rein zu halten.

Ein gesunder Körper kann bis zu einem gewissen Maße mit Giftstoffen sehr gut umgehen. Wenn der Körper einwandfrei funktioniert, bezeichnet man diesen Status als Homöostase. Dieser Zustand kann aber aus dem Gleichgewicht gebracht werden, wenn man mehr Giftstoffe aufnimmt, als der Körper verarbeiten kann.

Schon allein das ungeheure Ausmaß an Schadstoffen, welches durch die moderne Welt hervorgebracht wird, stellt eine ständige Bedrohung für das homöostatische Gleichgewicht dar. Wie gut Ihr Körper mit Giftstoffen umgehen kann, hängt von Ihrem Alter und Ihrem allgemeinen Gesundheitszustand ab. Je jünger und gesünder Sie sind, umso effektiver ist der Körper in der Lage, mit Giftstoffen umzugehen, diese zu beseitigen und den Schaden, welchen die Substanzen anrichten können, auf ein Minimum zu reduzieren. Mit der Zeit kann diese Last jedoch zu groß werden und der Körper wird damit beginnen, unter dem Druck zu verspannen, was am Ende zu Gesundheitsschäden führen kann. Die Häufigkeit von Krebs- und Herzerkrankungen ist steigend, wie auch das Auftreten von Arthritis, Allergien, Fettleibigkeit und Hauterkrankungen. Kopfschmerzen, Ermüdungserscheinungen, Erkältungsanfälligkeiten, Verdauungsprobleme, ein schwaches Immunsystem, Stress, Beklemmungszustände und Depressionen betreffen eine größere Zahl von Menschen als jemals zuvor. Der Verbindung zwischen dem Anstieg von Giftstoffen und diesen Krankheiten wird nun mehr Beachtung geschenkt.

Woher kommen Giftstoffe?

An Giftstoffe gelangt man auf externem und/oder internem Wege. Extern nimmt man Giftstoffe aus der Umwelt durch die Atmung, durch die Nahrungsaufnahme oder durch körperlichen Kontakt auf. Intern produziert man Giftstoffe durch die meisten körpereigenen Lebensprozesse. Nur, was kann man tun, um Giftstoffen aus dem Weg zu gehen? Nur sehr wenig, es sei denn, Sie entscheiden sich für ein Leben unter einer Glaskuppel in Alaska. Aber Sie können sich mit dem Ursprung dieser Stoffe vertraut machen – ein Grundwissen aneignen, das es Ihnen ermöglicht, sich gegen die potenziellen schädlichen Wirkungen dieser Stoffe zu schützen.

EXTERNE GIFTSTOFFE

In der Luft, welche Sie atmen

Jeden Tag atmen Sie Verunreinigungen der Luft ein, die schlecht für Ihre Gesundheit sind. Denn trotz weltweiter Bemühungen, die Atmosphäre zu schützen, ist die Luft besonders in Stadtgebieten durch eine verblüffende Vielzahl an Unreinheiten verschmutzt. Diese Luftverunreinigungen entstehen durch Autoabgase, Tabakqualm, Industrieanlagen, Ventilationssysteme, Chemikalien im Haushalt und in der Industrie und Landwirtschaft – um nur einige wenige Ursprünge zu nennen.

Während geringe Konzentrationen dieser Substanzen zu Irritationen der Augen, der Nase und des Rachens führen können, kann ein Leben in stark belasteten Gebieten – nach Ansicht der Experten – das Risiko von ernsthafteren Problemen wie Asthma erhöhen. Luftverschmutzungen können die Erkrankung der Atemwege und der Lunge hervorrufen oder verstärken; das Immunsystem schwächen; die Wahrscheinlichkeit von Krebs erhöhen; und, in bestimmten Situationen, auch zum plötzlichen Tode führen.

In der Nahrung, welche Sie zu sich nehmen

Die Auswahl an Nahrungsmitteln auf den Märkten, in Geschäften und in Supermärkten ist facettenreich wie nie zuvor. Dennoch muss für diese breite Auswahl auch ein Preis bezahlt werden, und zwar in Form von Massenanbau und stark ver- und bearbeiteter Nahrung. Das bedeutet, dass es immer schwieriger wird, zu wissen, was genau Sie gerade kaufen und eventuell essen werden. Der Massenanbau ermöglicht den Landwirten zwar, die Nahrung schneller reifen zu lassen, macht diese aber auch anfälliger für Schädlinge und Krankheiten. Um diese Gefahren zu kontrollieren, greifen Landwirte auf Pestizide zurück, welche stets zu einem gewissen Grade giftig sind. Mohrrüben sind zum Beispiel besonders anfällig für den Befall durch die Karottenfliege (*Psila Rosea*). In der jüngsten Vergangenheit konnten in Mohrrüben unerwartet hohe Rückstände von Schädlingsbekämpfungsmitteln nachgewiesen werden, welche zur Eindämmung des Befalls durch die Karottenfliege dienten. Dies hat nun zur Folge, dass wir mittlerweile angewiesen werden, den Mohrrüben vor dem Verzehr die Enden abzuschneiden und sie zu schälen. Doch indem wir das tun, vergeuden wir wertvolle Nährstoffe, die wichtig für unsere Gesundheit sind. Letztlich löst auch das Schälen und Beschneiden das Problem nicht, da ein Fünftel der Pestizidrückstände in der Mohrrübe verbleiben.

Der Gebrauch von agrochemischen Stoffen endet jedoch nicht mit der Schädlingsbekämpfung. Andere Chemikalien, die in der Landwirtschaft verwendet werden, beinhalten systemische Pestizide, die in das Erdreich eingebracht werden und sich im Kern der Pflanze ansammeln, um sie gegen Auswaschung oder Ausfall widerstandsfähiger zu machen. Fachleute behaupten, dass diese Chemikalien zum Zeitpunkt des Verzehrs in der Pflanze abgebaut sind. Dennoch wurden auch diese Stoffe in Salatprodukten wiedergefunden.

Weiterhin werden Chemikalien benutzt, welche die Haltbarkeit von Frischprodukten verlängern. So werden Kartoffeln mit Fungiziden besprüht, um die Keimbildung zu hemmen. Es ist ebenso weit verbreitete Praxis, Zitrusfrüchte, sowie Bananen, Äpfel, Birnen und Kirschen mit chemischen Konservierungsstoffen zu versehen, um sie vor dem Verderben während des Transports und der Lagerung zu schützen. Im Gegensatz zu systemischen Stoffen verbleiben diese auf der Oberfläche. In den Vereinigten Staaten und einigen europäischen Ländern werden die Verbraucher beim Kauf darüber informiert, dass Produkte mit chemischen Konservierungsstoffen behandelt worden sind.

Die Anbaumethoden der modernen Landwirtschaft sind nur ein Weg, auf welchem giftige Chemikalien auf Ihrem Esstisch landen. Und dies bezieht weder die Giftstoffe aus Antibiotika, welche bei der Tierzucht benutzt werden, noch Wachstumshormone wie das zur Erhöhung der Milchproduktion eingesetzte BST, mit ein. Dazu kommen weitere, für Ihren Körper schädliche, moderne Teilprozesse der Nahrungsmittelproduktion, in welchen die Nahrung behandelt, gebleicht, gefärbt, angereichert, gereinigt, konserviert und mit synthetischen Zusätzen versetzt wird.

So sollten Sie jedes Mal, wenn Sie Ihren Einkaufswagen füllen, in Betracht ziehen, dass die sogenannten ‚ungefährlichen Grenzwerte' an chemischen Rückständen in der Nahrung zu der Gesamtzahl an Giftstoffen, welche Ihr Körper verarbeiten muss, hinzugezogen werden müssen, selbst wenn diese Stoffe verantwortungsvoll eingesetzt wurden. Diese ‚ungefährlichen' Grenzwerte berechnen sich aus dem Kontakt mit jeder einzelnen Substanz und nicht aus kumulativen Reaktionen der durch die Nahrung aufgenommenen Vielzahl an Pestiziden. Darüber hinaus werden weiterhin viele der angeblich ‚ungefährlichen' Substanzen verwendet, welchen längst die Schädlichkeit für den menschlichen Körper nachgewiesen werden konnte.

Die wichtigsten Bedenken bezüglich mit Chemikalien belasteter Nahrung sind nun folgend aufgeführt.

- **Huhn**
  Chemikalien: Ein Großteil des Hühnerfutters enthält Antibiotika. Ebenso wird im Futter häufig Salmonellenbefall nachgewiesen.
  Besorgnis: Die Aufnahme von Antibiotika innerhalb der menschlichen Nahrungskette erschwert die medizinische Behandlung von Krankheiten wie zum Beispiel Tuberkulose.
- **Schwein**
  Chemikalien: Schweinefutter wird zu großen Anteilen mit Antibiotika und Antimicrobia versetzt, um die Tiere vor einer Erkrankung der Atemwege zu schützen.
  Besorgnis: Antibiotika in Lebensmitteln des Menschen schwächen die Wirkung dieser Stoffe in der Behandlung von schweren Infektionen.
- **Lamm**
  Chemikalien: In manchen Ländern wird das Hormon Melatonin verwendet, um die Lammzeit in die Weihnachtszeit zu verschieben, da zu dieser Zeit die besten Preise für das Lammfleisch zu erzielen sind. Schafe, die für die Wollzucht gehalten werden, werden mit organophosphatischen Pestiziden behandelt.
  Besorgnis: Die Inhaltsstoffe, die in organophosphatischen Lösungen benutzt werden, sind den Stoffen sehr ähnlich, welche im für das Golfkriegs-Syndrom verantwortlichen Nervengas benutzt wurden und sind für Gesundheitsprobleme der Landwirte verantwortlich.

- **Rind**
  Chemikalien: Bei der Rinderzucht ist die Nutzung diverser Antibiotika sogar legal. Das aufbauende Steroid Clenbuterol (auch „Angel Dust" genannt) wurde in Frankreich und Spanien verwendet, um massigere Tiere zu züchten.
  Besorgnis: Clenbuterol erhöht das Risiko von Herzkrankheiten.
- **Früchte und Gemüse**
  Chemikalien: Viele Früchte und Gemüse werden regelmäßig mit einer breiten Spanne an Insektiziden und Fungiziden, einschließlich Organophosphaten besprüht.
  Besorgnis: Nachweise von hohen Anteilen von Organophosphat-Pestiziden in Äpfeln, Birnen, Pfirsichen und Orangen.
- **Kartoffeln**
  Chemikalien: Der Anbau wird mit Fungiziden und Pestiziden besprüht. Nach der Ernte werden Kartoffeln ebenfalls häufig mit weiteren Chemikalien behandelt, welche die Keimbildung vermeiden sollen.
  Besorgnis: Einem Hemmer von Keimbildung, Tecnazen, konnte das Hervorrufen von Hautproblemen der Landwirte und Wachstumsstörungen von Labortieren nachgewiesen werden.
- **Weizen**
  Chemikalien: Die Saat wird mit Herbiziden, Insektiziden, Fungiziden und mit wachstumsregulierenden Chemikalien behandelt.
  Besorgnis: Man fand heraus, dass ein gängiges Herbizid bei Tieren Tumore hervorruft. Der meistgenutzte Wachstumsregulator Chlomequat verursachte in Untersuchungen bei Ratten Schäden in den Schleimhäuten.

Im Wasser, welches Sie trinken

Wasser bildet die Grundlage Ihrer Gesundheit. Die Qualität des Wassers kann Ihre Gesundheit fördern oder auch untergraben. Wie die Nahrung, stellt auch das Wasser eine Quelle für Giftstoffe dar. Die Auswahl Ihres Wassers beschränkt sich in der Regel auf drei Optionen: Quellwasser in Flaschen oder gefiltertes und ungefiltertes Leitungswasser. Leitungswasser steht stets in der Gefahr, von industriellen und landwirtschaftlichen Chemikalien sowie durch Schwermetalle verunreinigt zu werden. Erschütternde 50% des Stickstoffs, welcher von den Landwirten als Düngemittel genutzt wird, verbleiben im Erdboden und sickern somit ins Grundwasser. Zwar unterliegen die Wasserbereitstellungsgesellschaften nach dem Gesetz strengen Auflagen zur Aufbereitung des Trinkwassers. Aber manche im Aufbereitungsverfahren benutzte Chemikalien, wie zum Beispiel Chlor, können Gesundheitsbeeinträchtigungen bewirken.

In Ihrem Zuhause

Egal wie sauber Ihr Zuhause auch sein mag, es stellt ebenso eine Quelle für Giftstoffe dar. Jedes Jahr bilden Verunreiniger wie Staub, Rauch, Haushaltsreinigungsprodukte, Lösungsmittel, Farbe sowie Holz- und Feuchtigkeitsschutzmittel die Ursache für eine Vielzahl von Todesfällen. Ältere Gebäude können mit Asbest und der Anstrich mit einem hohen Bleigehalt belastetet sein, was beides eine extrem giftige Wirkung entfaltet. Ausstattungen wie Vorhänge und Teppiche können hochgiftiges Formaldehydgas freigeben. Außerdem wurden in letzter Zeit Formen von Pressholz und Holzfaserplatten als krebserregend befunden.

INTERNE, KÖRPEREIGENE GIFTSTOFFE

Auch Ihr Körper produziert innerhalb von Lebenserhaltungsprozessen Giftstoffe. Die Atmung, zum Beispiel, ist ein zweischneidiges Schwert. Jedes Mal, wenn Sie Sauerstoff einatmen, wandeln kleine Zellen mit dem Namen Mitochondrien den Hauptteil des Sauerstoffs in Energie um. Dieser Prozess ist zwar lebensnotwendig, produziert als Nebenprodukt aber auch *freie Radikale* – hoch unbeständige Moleküle, die zum einen unerlässlich für die Abwehr von Infektionen sind, zum anderen aber auch gesunde Zellen angreifen, Fette unbrauchbar machen und zellulare Proteine in unbrauchbares Material transformieren. Ihr Körper besitzt einen Mechanismus – ein Entgiftungssystem –, um mit diesem Abfall umzugehen. Antioxidante Enzyme suchen den Körper nach den Schäden der freien Radikalen ab und reparieren einen großen Teil davon. Dennoch ist der Körper auch unter den besten Voraussetzungen nicht in der Lage, jeden kleinen Abfallrest zu beseitigen und, realistisch gesehen, befinden sich die meisten von uns weit vom körperlichen Idealzustand entfernt. Im Laufe der Zeit baut sich eine Müllhalde von giftigen Abfällen auf, wodurch Ihre Gesundheit ernsthaft gefährdet werden kann. Freie Radikale können der Ursprung für chronische degenerative Leiden wie Krebs, Arthritis und Herzkrankheiten sein. Weiterhin muss der Körper mit den Abfallprodukten aus dem Verdauungstrakt, Hefebakterien und den Parasiten, welche in seinen Systemen leben, fertig werden. Der Ausstoß von Giftstoffen in Ihrem Körper kann auch durch Stress, sowie durch negative Gedanken und Gefühle erhöht werden.

Wie giftig sind Sie selbst?

Falls Sie unsicher sind, in welchem Maße Sie Giftstoffe zu sich nehmen, beantworten Sie die Fragen der folgenden Übersicht und zählen die Male, in denen Sie mit ‚Ja' geantwortet haben. Je größer die Anzahl, desto mehr sind Sie wahrscheinlich mit Giftstoffen belastet und desto eher benötigen Sie eine Entgiftung.

BETRACHTUNG DES LEBENSSTILS

Hinsichtlich Ihrer Essgewohnheiten

Essen oder trinken Sie in der Regel folgendes?

- Kaffee oder Tee
- Kohlensäurehaltige Getränke
- Bevorzugt Weißbrot und Nudeln statt Vollkorngerichte
- Produkte, die in der Regel nicht aus biologischem Anbau stammen
- Gebratene Nahrung

- Fleisch
- Fertiggerichte
- Behandelte und Tiefkühlprodukte, Soßen und Ketchup
- Süßigkeiten und Chips
- Behandelte Fleischwaren – Schinken, Speck, Würste usw.
- Diätprodukte
- Leitungswasser (evtl. auch zum Kochen und für Heißgetränke)
- Früchte und Gemüse, die nicht aus biologischem Anbau stammen, ohne diese zu schälen oder abzuwaschen
- Blattgemüse, nicht aus biologischem Anbau stammend, ohne diese vorher zu säubern und zu entblättern
- Nicht organisch gezogenes Wurzelgemüse, ohne es vorher zu schrubben und zu schälen

Handeln Sie zusätzlich wie folgt:

- Fügen Salz, Meersalz eingeschlossen, während des Kochens hinzu *und* stellen es auch auf dem Esstisch bereit?
- Überschreiten regelmäßig Vernunftgrenzen beim Alkoholkonsum?
- Verwenden Fett und Öl mehrmals?
- Fügen Ihrem Kaffee oder Tee Zucker hinzu?

Hinsichtlich Ihres Lebensraums/Lebensstils

- Leben Sie in einer Stadt?
- Passieren Sie vielbefahrene Straßen?
- Schwimmen Sie regelmäßig in gechlortem Wasser?
- Fahren Sie ein Auto?
- Arbeiten Sie in einem klimatisierten Büro?
- Benutzen Sie ein Mobiltelefon?
- Leben Sie in der Nähe von Strommästen und Transformatoren?
- Arbeiten Sie an einem Computer?

- Verfügt Ihre Wohnung über eine Zentralheizung?
- Ist Ihre Wohnung doppelt verglast?
- Haben Sie kürzlich eine Behandlung des Holzes oder der Isolierung durchführen lassen?
- Haben Sie sich kürzlich Einrichtungsgegenstände mit Textilien angeschafft?
- Benutzen Sie Haushaltsreinigungsprodukte?
- Rauchen Sie?
- Leben Sie an einer vielbefahrenen Straße oder einem Elektrizitätswerk?
- Fühlen Sie sich zu Hause oder am Arbeitsplatz häufig gestresst?

Hinsichtlich Ihrer eigenen Person

- Haben Sie trockene Haut oder trockenes Haar?
- Haben Sie Hautprobleme wie zum Beispiel Hautausschlag?
- Sind Sie ständig müde?
- Können Sie sich nur schwer konzentrieren?
- Haben Sie Probleme mit der Stirnhöhle?
- Leiden Sie unter Verstopfung?
- Schwitzen Sie nachts?
- Sehnen Sie sich nach zuckerhaltiger Nahrung?
- Sehnen Sie sich nach herzhafter Nahrung?
- Bekommen Sie oft Kopfschmerzen?
- Leiden Sie unter Harndrang?
- Haben Sie Flatulenzen oder Blähungen?
- Haben Sie Schlafstörungen?

Weshalb Sie eine Entgiftung benötigen

Wie erging es Ihnen in dieser Erfassung Ihres Lebensstils? Wenn Sie mehr als drei Fragen pro Kategorie mit einem ‚Ja' beantwortet haben, arbeitet Ihr Körper unter einem gehörigen Druck und es ist an der Zeit, Ihrem Leib eine wohlverdiente Auszeit zu gönnen und sich selbst durch eine Entgiftung etwas Gutes zu tun.

Sie benötigen aber keine hohen Punktzahlen bei der obigen Erfassung, um von einer Entgiftung zu profitieren. Falls Sie im Augenblick gesund sind, wird eine Entgiftung diesen Zustand weiter festigen.

Anzeichen einer Vergiftung

- allgemeine körperliche Schmerzen
- Allergien
- Angina
- Ängstlichkeit
- Rückenschmerzen
- schlechter Atem
- Mitesser
- Zahnfleischbluten
- Stirnhöhlenvereiterung
- fleckige Haut
- Katarrh
- Zellulitis
- ständige Erkältungen oder Infektionen
- Verstopfung
- Husten
- Ringe unter den Augen
- Depressionen
- Konzentrationsschwächen
- Müdigkeit
- Flatulenz und Aufstoßen
- Stimmungsschwankungen
- belegte Zunge
- Kopfschmerzen
- Magenverstimmung
- Schlaflosigkeit
- juckende oder gerötete Augen
- Gelenkschmerzen
- Übelkeit
- Harndrang
- ständig laufende Nase
- Hautausschlag
- Halsschmerzen
- Pickel
- ständiges Niesen
- übelriechender Urin
- Erschöpfung

– KAPITEL 2 –

Der Umgang mit Giftstoffen

Ihr eigener Körper gehört zu den ergiebigsten Verteidigungsmechanismen gegenüber Giftstoffen. Jede Minute bei Tage und bei Nacht ist er damit beschäftigt, einen stetigen Kampf gegen diese gesundheitsschädlichen Substanzen zu führen, die auf dem Wege der Nahrungs- und Flüssigkeitsaufnahme, durch die Luft und ebenso durch reine Lebensprozesse an sich (Atmung, Aufspaltung von Fetten, Eiweißen und Zucker aus der Nahrung in Energie) in Ihr System eindringen.

Das Entgiftungssystem Ihres Körpers ist komplex. Es wird den Giftstoffen gerecht, indem es diese neutralisiert, umwandelt oder ausstößt. Die Geschwindigkeit dieser Prozesse hängt von Ihrem Alter und Ihrem generellen Gesundheitszustand ab. Sind Sie jung und gesund, laufen diese Prozesse recht schnell ab, aber während Sie altern oder krank werden, verlangsamen diese zunehmend, was schließlich dazu führt, dass Sie diesen Schadstoffen stets für eine längere Zeit ausgesetzt sind.

Wie Ihr Körper Giftstoffe bekämpft

Folgend ein Überblick über die verschiedenen Wege der Selbstreinigung Ihres Körpers.

IHR EIGENES ENTGIFTUNGSSYSTEM

Das Atmungs- und Immunsystem

Es bildet die vorderste Front zur Abwehr von jeglichen schädlichen Substanzen aus der Nahrung, dem Wasser und der Umwelt. Die Schleimhäute in Mund und Nase, sowie die Haare in Nase und Ohr haben die Aufgabe, Bakterien und Keime von Ihrem Körper fernzuhalten. Sollte es einem Eindringling gelingen, diese Front zu überwinden, sieht er sich einer zweiten Abwehrreihe, bestehend aus weißen Blutkörperchen und Antikörpern gegenüber, welche seine Vermehrung verhindern.

Die Lungen sind ebenfalls ein Teil dieses Systems. Sie spielen im Entgiftungsprozess eine zweifache Rolle. Zum einen beseitigen sie die Endprodukte der Atmung (Kohlendioxyd und Wasser) und verarbeiten zum anderen die durch die Luft aufgenommenen Verschmutzungen, wie Nicotin aus Zigaretten und Kohlenmonoxyd aus Autoabgasen.

Das Verdauungssystem

Jede Mahlzeit, die Sie zu sich nehmen, gelangt vom Magen in den Darm, wo die Nährstoffe aufgenommen und die Überreste zur Ausscheidung geleitet werden. Da er täglich große Mengen an Abfällen beseitigt, spielt der Darm in diesem Entgiftungssystem eine tragende Rolle.

Die Leber ist ein hart arbeitendes Organ, welches über mehr als 1500 Funktionen, inklusive der Entgiftung diverser Substanzen, verfügt. Kupferzellen, zum Beispiel, bilden die Müllabfuhr der Leber, da sie tote Zellen, Krebszellen, Viren, Bakterien, Parasiten, künstliche Chemikalien und gefährliche unbekannte Partikel beseitigen. Außerdem deaktiviert und neutralisiert die Leber Drogen, Hormone und Abfallprodukte des Körpers. Sobald diese Stoffe neutralisiert sind, gelangen sie in den Verdauungstrakt, von welchem sie schließlich ausgeschieden werden.

Die Haut

Das größte Organ Ihres Körpers, die Haut, ist für den Entgiftungsprozess von größter Wichtigkeit. Zwar ist die Hauptaufgabe des Schwitzens, den Körper kühl zu halten, jedoch liefert es zusätzlich noch eine weitere Ausfuhrmöglichkeit für Giftstoffe. Das Auftreten von Hautauschlag ist häufig ein Zeichen dafür, dass dort Giftstoffe herausgeführt wurden.

Die Harnwege

Die primäre Aufgabe der Nieren ist es, Giftstoffe aus dem Blut zu filtern und über den Urin auszuscheiden. Des weiteren recyceln sie jede Form von wertvollen Nährstoffen, die zukünftig für den Körper von Nutzen sein könnten.

Die Lymphen

Dieses ausgeklügelte Netzwerk von Gefäßen vervollständigt das Abfallbeseitigungssystem Ihres Körpers. Sie verlaufen entlang der Blutbahnen und beliefern jede Zelle im Körper mit Nährstoffen, während sie gleichzeitig die Abfallprodukte aufnehmen. Die Lymphgefäße verlaufen durch die Lymphknoten in Leiste, Magen und Hals und können dort Fremdkörper herausfiltern.

Ihr eigenes Entgiftungssystem

Die Verdauung	–	Leber, Dickdarm, Verdauungstrakt
Die Harnwege	–	Nieren, Harnblase, Harnröhre
Die Atmung	–	Lunge, Hals, Stirnhöhle und Nase
Die Lymphen	–	Lymphgefäße und -knoten
Die Haut	–	Schweiß, Talgdrüsen, Tränen

DER EINFLUSS IHRER GEFÜHLE

Ihre Gedanken und Gefühle beeinflussen sie auch physisch. Immer, wenn Sie sich streiten oder wütend sind, sich gestresst oder ängstlich fühlen, reagiert Ihr Körper darauf, indem er, um Ihnen bei der Krise Unterstützung zu bieten, säurehaltige Hormone ausstößt. Fühlen Sie sich ruhig und entspannt, so sind Sie in der Lage, ein optimales Säure-Basen-Gleichgewicht aufrecht zu erhalten, welches der Körper für den ordnungsgemäßen Funktionsablauf benötigt. Um die besten Voraussetzungen für Ihr Entgiftungssystem zu schaffen, ist es wichtig, Ihren Geist von negativen Gedanken zu befreien. Ansonsten tauschen Sie nur soeben beseitigte Giftstoffe durch neue aus. Es wird dem Entgiftungsprozess Ihres Körpers mindestens so hilfreich wie Ihre Nieren und Ihre Leber sein, wenn es Ihnen gelingt, versteckte Ängste und Frustrationen durch positive Emotionen zu ersetzen.

Wie Sie sich selbst schützen

SCHUTZ VOR DER LUFT, DIE SIE ATMEN

- Vermeiden Sie es, Wege an stark befahrenen Straßen zu nutzen; wenn es möglich ist, suchen Sie einen ruhigeren Weg.
- Falls Sie joggen, meiden Sie an warmen, windstillen Tagen dichtbesiedelte Ballungszentren.
- Falls Sie Rad fahren, tragen Sie einen Mundschutz.

VOR DER NAHRUNG, DIE SIE ZU SICH NEHMEN

- Kaufen Sie, soweit möglich, Biokost; eingeschlossen Fleisch, Geflügel und Milchprodukte.
- Essen Sie Tiefseefisch wie z.B. Dorsch, Schellfisch und Seezunge, welche in der Regel weniger anfällig für Verunreinigungen durch giftigen Industriemüll und Schwermetalle sind.

- Begrenzen Sie den Verzehr von fettigem Fisch wie Hering oder Makrele, und zwar besonders, wenn Ihr Immunsystem geschwächt ist oder Sie schwanger sind. Diese Fischsorten sind für Verunreinigungen durch Schwermetalle empfindlicher. Da fettiger Fisch ein wichtiger Lieferant von Omega-3-Fettsäuren ist, füllen Sie diesen Bedarf besser mit Kürbiskernen und Leinsamen auf.
- Kaufen Sie eher wilden Fisch als gezüchteten Fisch, da dieser oft mit Antibiotika behandelt ist und manche Sorten – wie zum Beispiel Lachse – mit Farbstoffen gefüttert werden, um das lachsrosa des Fleisches zu erhalten.
- Nehmen Sie von Fertiggerichten jeglicher Art, einschließlich Konserven, getrockneter oder eingeschweißter Nahrung, Abstand.
- Vermeiden Sie verarbeitetes Fleisch und verarbeiteten Fisch. Schinken und Speck werden in der Regel mit Nitraten und Nitriten konserviert. Diese Chemikalien, welche häufig durch ihre E-Nummer bezeichnet werden, sind zum Thema einer langen Gesundheitsdebatte gemacht worden. Es empfiehlt sich, die folgenden in Ihrer Ernährung auf ein Minimum zu reduzieren:

E 249 – Kaliumnitrit	E 250 – Natriumnitrit
E 252 – Kaliumnitrat	E 251 - Natriumnitrat

- Waschen Sie Früchte und Gemüse vor dem Verzehr.
- Vermeiden Sie, Früchte und Gemüse an Straßenständen zu kaufen.
- Entfernen Sie bei Blattgemüse die äußeren Blätter.
- Schälen Sie die Früchte und waschen Sie daraufhin Ihre Hände mit Seife.

VOR DEM WASSER, DAS SIE TRINKEN

- In den meisten Ländern kann man das Leitungswasser bedenkenlos trinken, jedoch ist es ratsam, sich anzugewöhnen, das kalte Leitungswasser für wenige Minuten laufen zu lassen, um sicher zu gehen, dass es wirklich frisch ist.

- Trinken Sie kein warmes Leitungswasser. Im Gegensatz zu kaltem Wasser, welches direkt durch das Leitungsnetz gepumpt wird, wird Ihr Warmwasser in der Regel in einem Tank gespeichert und kann somit durch Staub, Rost, Insekten oder tierischen Kot verunreinigt werden.
- Benutzen Sie einen Filter, um kleine Spuren von Chemikalien und Metallen etc., welche sich im Wasser befinden, zu entfernen. Es gilt dabei zu beachten, dass Wasserfilter in einer weiten Geldspanne, vom relativ günstigen Kannensystem bis zum teuren und ausgeklügelten Einbausystem, erhältlich sind. Seien Sie sich vor dem Kauf sicher, was Sie von Ihrem Filter erwarten. Wechseln Sie regelmäßig die Filterkartusche, bei Kannensystemen ungefähr einmal im Monat. Unsaubere Filter können das Wasser verschmutzen.
- Trinken Sie Wasser aus Flaschen. Dabei raten Fachleute, Wasser eher in Glas- als in Plastikflaschen zu kaufen, da sich Bakterien in Plastikflaschen schneller vermehren. Bewahren Sie es im Kühlschrank auf und verbrauchen Sie es möglichst noch am selben Tag, an dem die Flasche geöffnet wurde. Wie jedes andere Wasser, kann auch Wasser in Flaschen schlecht werden. Schütten Sie nicht aufgebrauchte Flaschen nach ein oder zwei Tagen weg.
- Fragen Sie Ihren Wasserlieferanten oder die Stadtwerke nach dem genauen Zustand Ihres Wassers und ob es den Wasserqualitätsvorschriften gerecht wird.

SCHUTZ IN IHREM ZUHAUSE

- Lüften Sie regelmäßig, auch im Winter.
- Statten Sie sich mit vielen Zimmerpflanzen, besonders mit solchen, die dafür bekannt sind, schädliche Gase wie Formaldehyd aus der Luft zu filtern, aus. Eine gute Wahl dafür sind die Grünlilie, das Einblatt, alle Feigenpflanzen, die Gerbera und Chrysanthemen (siehe Kasten I, Seite 29).

- Lassen Sie in regelmäßigen Abständen alle Gasvorrichtungen überprüfen, um dem Ausstoß von giftigem Kohlenstoffmonoxid vorzubeugen.
- Vermeiden Sie synthetisches Gewebe beim Kauf von Einrichtungsgegenständen und Kleidung. Wählen Sie natürliche Fasern wie Baumwolle oder Leinen.
- Vermischen Sie keine Reinigungsmittel wie zum Beispiel Bleich- und Desinfizierungsmittel. Dabei kann hochgiftiger Dampf entstehen.
- Versuchen Sie, natürliche Alternativen zu Reinigungsprodukten zu benutzen (siehe Kasten II, Seite 30).

Top 8 der reinigenden Pflanzen

I

In den 80er Jahren entdeckte ein Team von NASA-Wissenschaftlern um den Wissenschaftler Dr. Wolverton, dass Hauspflanzen in der Lage sind, giftige Schadstoffe wie Formaldehyd, Benzol, Trichlorethylen und Ammoniak aus der Luft herauszufiltern. Daraufhin wurden mehr als 50 Hauspflanzen auf ihre Fähigkeit, der Luft giftige Substanzen zu entnehmen, überprüft.

1 Goldblattpalme (*Chrysalidocarpus lutescens*)

2 Steckenpalme (*Rhapis excelsa*)

3 Bergpalme (*Chamaedorea seifrizii*)

4 Gummibaum (*Ficus elastica 'robusta'*)

5 Drachenbaum 'Janet Craig' (*Dracaena deremensis*)

6 Efeu (*Hedera helix*)

7 Zwergdattelpalme (*Phoenix roebelenii*)

8 Feigenbaum (*Ficus macleilandii 'Alii'*) I

II Natürliche Reinigungsmittel

- Reinigen Sie Fenster, Spiegel und Fliesen mit einer Mixtur aus Essig und Wasser zu gleichen Anteilen. Füllen Sie es in eine Sprühflasche, besprühen Sie die Fläche und putzen Sie mit einem flusenfreien Tuch.
- Ersetzen Sie Lufterfrischer durch aromatische Ölkerzen.
- Entfernen Sie Kalkränder an der Emaille im Badezimmer, indem Sie eine frisch-geschnittene Zitrone und Salz über die betroffene Stelle reiben.
- Desinfizieren Sie Toiletten und Waschbecken mit Teebaumöl (ätherisches Öl).
- Achten Sie im Gesundheitshandel und im Supermarkt auf Öko-Produkte.
- Benutzen Sie Zitronensaft (welcher Zitronensäure beinhaltet) entweder pur oder in Wasser gelöst, um angelaufenes Metall zu reinigen.
- Säubern Sie schmutziges Geschirr oder Holzbrettchen, indem Sie diese mit Salz abschrubben. Fügen Sie für ein besseres Ergebnis noch Zitronensaft hinzu.
- Entfernen Sie Flecken aus Teppichen, indem Sie Salz und Zitronensaft gemeinsam einbürsten.
- Benutzen Sie verdünnten Essig, um Fett von Fliesen, Fenstern, Möbeln und Teppichen zu entfernen. Mischen Sie für den normalen Gebrauch 1 Teelöffel Essig mit 250 ml lauwarmen Wasser. Für hartnäckigere Anwendungen nutzen Sie ein Verhältnis von 50:50.
- Um Kalk aus Töpfen und Kesseln zu entfernen, füllen Sie das Behältnis mit warmem Essig und warmem Wasser zu gleichen Anteilen. Bringen Sie es daraufhin zum Kochen. Stellen Sie die Herdplatte ab und lassen Sie es über Nacht stehen. Entleeren

Sie es und waschen Sie es gut aus. Kochen Sie das Behältnis vor der Nutzung erneut mit Wasser ab.

- Legen Sie rohe Kartoffelscheiben über beschmutzte Flächen auf Teppichböden, um diese zu entfernen.
- Bewahren Sie das Wasser nach dem Kochen von Kartoffeln auf, um Silber zu reinigen.

SCHUTZ VOR KÖRPEREIGENEN GIFTSTOFFEN

- Nehmen Sie antioxydante Nährstoffe wie Vitamin C und E, Betakarotin, Zink und Selen zu sich, welche allesamt freie Radikale bekämpfen.
- Falls Sie rauchen, versuchen Sie es aufzugeben oder zumindest zu reduzieren. Zigarettenrauch ist ein großer Produzent von freien Radikalen. Das Rauchen setzt ebenfalls das Vitamin C außer Gefecht, wodurch Sie gezwungen sind, die Vitamin C –Einnahme zu erhöhen, um diesen Effekt zu kompensieren.
- Achten Sie auf Sonneneinstrahlung. Sonnenstrahlen unterstützen die Produktion von freien Radikalen. Tragen Sie stets Sonnencreme, auch in den Wintermonaten.
- Kommen Sie regelmäßig einer sportlichen Betätigung nach, um Stress entgegenzuwirken und einen festen Schlaf zu erhalten. Versuchen Sie zusätzlich, Techniken wie Yoga und Meditation in Ihren Tagesablauf einzubinden.

– Kapitel 3 –

Vorbereitung der Entgiftung

Die Entgiftung ist ein natürlicher Prozess: Sie ist das, was Ihr Körper zu jeder Minute bei Tag und bei Nacht durchführt, um sich ungewollter Substanzen zu entledigen, gleichgültig, ob es sich bei diesen um Abfälle aus Stoffwechselprozessen, oder Giftstoffe, welche durch die Atmung oder Nahrungs- und Wasseraufnahme in den Körper gelangt sind, handelt.

Ihr Körper nutzt ein umfangreiches System, um sich von Giftstoffen zu befreien, diese zu neutralisieren oder umzuwandeln. Jedoch kann eine unterdurchschnittlich arbeitende Leber, eine schlechte Verdauung, ein schwerfälliger Darm sowie eine geschwächte Beseitigung dieser schädliche Substanzen in den Nieren, den Atemwegen und der Haut die Schädlichkeit eher noch erhöhen.

Einem Entgiftungsprogramm zu folgen ist ein fundierter Weg, den natürlichen Prozessen Unterstützung zu gebieten. Es spricht Körper und Geist an, schließt Änderungen in Ihren Essgewohnheiten und in Ihrem Lebensstil mit ein und führt zu einer Verbesserung der Effizienz Ihres Entgiftungssystems. Indem es zum Beispiel die Chemikalien aus verarbeiteter Nahrung, Zucker, Koffein, Alkohol und Tabak ausschließt, wird es Ihnen helfen, die schädliche Last zu verringern. Ein intensiveres Programm wird das Vermeiden von Alltagsproblemen und den Ausschluss von Stress beinhalten. Trotzdem ist eine Entgiftung nichts Neues. Sie ist eine der ältesten bekannten medizinischen Behandlungen und ein vollständig natürlicher Prozess, dessen Anwendung bei einer weiten Spanne von akuten und chronischen Erkrankungen hilfreich ist. Aus diesem Grund sind viele praktische Ärzte der Ansicht, die Entgiftungstherapie sei *das* Heilmittel für das neue Jahrtausend.

Emotionale Vorbereitung

Eine Entgiftung ist eine großartige Behandlung für Ihren Körper und Ihren Geist – ein Zeitraum der Ruhe und Verjüngung. Seien Sie sich bewusst, dass es hundertprozentiges Engagement erfordert, wenn Sie mit Ihrem gewählten Programm beginnen. Ein Erfolg und eine Verbesserung des Wohlbefindens wird davon abhängig sein, wie Sie an die Entgiftung herangehen. Wenn Sie diese als Zeitraum der reinen Enthaltsamkeit betrachten, wird dies Ihre Erfolgsaussichten senken. Um Ihre Chancen zu erhöhen, sollten Sie gut vorbereitet und in der richtigen Stimmung sein.

- Fragen Sie sich folgendes:
  - Weshalb möchte ich entgiften und was verspreche ich mir davon?
  - Möchte ich so gesund sein, wie ich es nur sein kann?
  - Möchte ich jeden Morgen vor Energie und Vitalität strotzend aufwachen?
  - Möchte ich, dass die Gefühle von Erschöpfung und Lethargie sowie ständige körperliche Beschwerden der Vergangenheit angehören?
  - Bin ich mir vollständig bewusst, was eine Entgiftung mit sich bringt und wie lange sie andauern wird?

- Seien Sie auf die Symptome – emotionaler und körperlicher Art –, die auftreten können, wenn Ihr Körper damit beginnt, Giftstoffe zu beseitigen, vorbereitet. Falls Sie irgendwelche der folgenden Symptome erleben sollten, was jedoch nicht der Fall sein muss, rufen Sie sich ins Gedächtnis, dass diese allesamt natürliche Anzeichen der Entgiftung sind, vorausgesetzt sie dauern nicht länger als einige wenige Tage an.

  Körperliche Symptome umfassen: Flatulenz, Verstopfung, Durchfall, Erkältung, Husten, Pickel, Ausschlag, gesteigerter Körpergeruch,

Kopfschmerzen, streng riechender und dunkler Urin, grippeähnliche Symptome.

Emotionale Symptome umfassen: Selbstmitleid, Depressionen, Ängstlichkeit, Reizbarkeit, Konzentrationsschwächen.

- Falls Sie rauchen oder den Tag nicht ohne einen großen Guten-Morgen-Kaffee beginnen können, seien Sie sich bewusst, dass Sie die Entgiftung teilweise als schwierig empfinden werden, da Sie zusätzlich noch das Verlangen nach diesen Mitteln und die damit verbundenen Entzugserscheinungen zu bewältigen haben.
- Seien Sie darauf vorbereitet, auf Einwände oder einfach nur Skepsis von Familie und Freunden zu treffen. Falls Sie das Gefühl haben, damit nicht zurecht zu kommen, sollten Sie nur Ihren engsten Vertrauten davon erzählen.
- Führen Sie ein Traumtagebuch als retrospektive Hilfe, die Ihnen hilft, die Bedeutung Ihrer Träume auszuarbeiten. Während Sie entgiften, kann es sein, dass Sie Ihre Träume lebendiger empfinden als üblich. Diese Träume können problemlösend oder gar reinigend sein, da sie die tiefgründigen Änderungen wiederspiegeln, die Ihrem Körper widerfahren.
- Konzentrieren Sie sich zu guter Letzt auf den Gedanken, dass Sie Ihre Entscheidung, zu entgiften, zu einem neuen gesundheitlichen Wohlbefinden führen wird.

Körperliche Vorbereitung

Das Folgende befasst sich mit den Vorbereitungsmechanismen auf Ihre Entgiftung. Geben Sie sich Raum und Zeit, um das Bestmögliche mit Ihrem ausgesuchten Programm zu erreichen.

- Befassen Sie sich zunächst mit den verschiedenen Programmen und wählen Sie das Programm aus, welches Ihnen am besten gefällt und zu Ihrem Lebensstil passt.

- Bestimmen Sie daraufhin zwei bis drei Wochen im Voraus einen geeigneten Zeitpunkt. Idealerweise sollte dies eine Zeit sein, welche vollkommen frei von Verpflichtungen ist, die Sie vom Kurs abbringen könnten. Falls Sie Kinder haben, wählen Sie einen Zeitraum, in welchem sich jemand um diese kümmern kann. Wenn Sie das Gefühl haben, Ihr Partner könnte sich als Ablenkung herausstellen, sollten Sie einen Zeitraum wählen, in welchem er oder sie nicht vor Ort ist.
- Massagen und Dampfbehandlungen können den Entgiftungsprozess vorantreiben. Wenn es möglich ist, buchen Sie Behandlungen in einem lokalen Salon oder Gesundheitszentrum oder arrangieren Sie Hausbesuche. Beginnen Sie ungefähr eine Woche im Voraus, alle Extras, die Sie für Ihre Entgiftung benötigen, zu besorgen.
- Halten Sie einige ätherische Öle bereit, um diese beim Baden oder mit Hilfe einer Duftkerze zu nutzen. Lassen Sie sich bei der Auswahl dieser Öle sowohl von ihren Düften als auch von ihren Eigenschaften leiten.
- Kaufen Sie sich ein paar Bücher und Magazine. Diese sollten grundsätzlich leicht zu lesen sein. Vermeiden Sie Thriller oder Horrorgeschichten, welche Stress hervorrufen und somit Ihren Pegel an Giftstoffen anheben können.
- Leihen Sie sich einige gute Videos, und zwar eher seichte Komödien und Dramen anstatt Gänsehaut hervorrufende Spannung aus. (Seien Sie während der Entgiftung ebenfalls bei der Wahl Ihres TV- und Radioprogramms aufmerksam; negative Bilder können Sie aufregen und Ihren Pegel an Giftstoffen erhöhen.)
- Ziehen Sie in Betracht, sich einen Ionisator zur Veränderung der elektrischen Aufladung der Raumluft anzuschaffen. Dies kann Ihnen helfen, sich lebendiger und energiereicher zu fühlen.
- Kaufen Sie sich eine Körperbürste.
- Überprüfen Sie Ihre CD-Sammlung. Sollte diese mit Heavy Metal Bands oder atonaler Musik gefüllt sein, legen Sie sich etwas Entspannenderes zu.

- Decken Sie sich mit folgendem ein:

  Kräutertee – eine köstliche Ergänzung zum Wasser, das Sie trinken werden. Beachten Sie jedoch, dass einige Kräutertees manchmal nichts anderes als schwarze Tees mit Geschmackszusätzen sind und hohe Anteile von Tannin und Koffein enthalten. Lesen Sie die Verpackungsaufschrift genau, um sicher zu gehen, dass Sie eine koffeinfreie und möglichst eine Bio-Marke kaufen. Als Alternative können Sie auch Ihre eigenen Tees aus getrockneten Kräutern herstellen (siehe dazu Seite 111). Für eine einzelne Tasse sollten Sie 1-2 Teelöffel getrocknete Kräuter in ein Stück Musselin wickeln oder benutzen Sie ein kleines Teesieb aus Metall. Legen Sie den Musselinbeutel oder das Teesieb in die Tasse und gießen Sie es mit frisch gekochtem Wasser auf. Lassen Sie den Tee zehn Minuten ziehen.

  Gewürze wie Sojasauce, Tamari – eine leicht stärkere, weizenfreie Sojasauce – und Miso. Letzteres ist in vielen Variationen erhältlich und darin zu unterscheiden, ob es aus Sojabohnen oder aus Gerste hergestellt ist. Beides schmeckt süß-sauer (Sie erhalten all dies im Gesundheits- / Nahrungsmittelhandel).

  Gemüse und Früchte aus biologischem Anbau.

  Getreide aus biologischem Anbau, wie Vollkornreis; peruanischer Reis (Quinoa), der einen milden Geschmack und eine harte Beschaffenheit aufweist und in süßen, wohlschmeckenden Gerichten verwendet werden kann; Hirse, die eine weiche Beschaffenheit aufweist und grundsätzlich gewürzt werden sollte, eignet sich außerdem gut als warmes Frühstücksgetreide; sowie Buchweizen, auch wenn er kein echtes Getreide darstellt.

  Stilles Mineralwasser in Flaschen (oder schaffen Sie sich einen Wasserfilter bzw., falls Sie solchen schon besitzen, eine neue Filterkartusche an).

  Zusätze für die Wassertherapie wie zum Beispiel Epsom-Salz.

- Einige Wochen vor Ihrer Entgiftung sollten Sie damit beginnen, das Probiotikum Lactobacillus acidophilus oder bifidus einzunehmen. Führen Sie die Einnahme auch während der Entgiftung weiter fort, um das Risiko von Nebeneffekten in Form von Verstopfung und Durchfall zu verringern.

- In der letzten Woche vor der Entgiftung sollten Sie den Konsum von Alkohol, Koffein (Tee, Kaffee, Cola), Zucker, Fleisch (besonders von Großtieren), Milch, Eiern und anderen tierischen Produkten reduzieren oder völlig einstellen. Falls Sie rauchen, versuchen Sie aufzuhören oder es zumindest einzuschränken. Diese Vorbereitungsstufen werden Ihnen den Einstieg in den Entgiftungsprozess erleichtern.

Beantwortung häufig gestellter Fragen

WANN IST DER BESTE ZEITPUNKT FÜR EINE ENTGIFTUNG?

Immer dann, wenn Sie sich überanstrengt und lethargisch fühlen, kann eine Entgiftung einen positiven Schub Vitalität verleihen. Grundsätzlich eignen sich die Übergangsräume der Jahreszeiten, besonders Frühling und Herbst, für eine Entgiftung am besten. Viele Fachleute empfehlen in dieser Zeit ein mindestens ein- oder zweiwöchiges Programm. Falls Sie der Gedanke einer einwöchigen Entgiftung abschrecken sollte, versuchen Sie zunächst eins der kürzeren Programme. Um die besten Erfolge zu erzielen, wiederholen Sie die Ein-Tag-Entgiftung alle zwei Wochen und die Zwei-Tage-Pläne einmal pro Monat. Während Sie sich immer weiter reinigen – und Sie werden dies am stetigen Abklang von Nebenwirkungen erkennen – weiten Sie die Zeitintervalle zwischen den jeweiligen Sitzungen aus.

WIE WIRD EINE ENTGIFTUNG EMPFUNDEN?

Die Empfindungen während der Entgiftung sind allgemein nicht beschreibbar. Jeder wird sie anders erfahren. Und Ihre Erfahrung wird für Sie einzigartig sein. Der Level Ihrer Fitness und Ihr allgemeiner Gesundheitszustand spielen dabei eine große Rolle. Je gesünder Sie sind, desto einfacher wird es Ihnen fallen. Aber wenn Sie die meiste Zeit Ihres Lebens im Sitzen verbringen, minderwertige Kost und ungesunde Getränke zu sich nehmen, kann es sein, dass es keine einfache Sache für Sie sein wird. Es kann sein, dass Sie sich gelangweilt, ruhelos und kalt fühlen und über Kopfschmerzen klagen. Was immer Sie auch erfahren, bleiben Sie dem Programm treu. Schlafen Sie, nehmen Sie ein Bad, machen Sie einen Spaziergang, bis das Gefühl vergeht. Der Erfolg wird sich letztlich einstellen – ein wunderbares Gefühl der Gesundheit und des Wohlbefindens.

KANN ICH GLEICHZEITIG ARBEITEN UND ENTGIFTEN?

Dies hängt von der Dauer des Programms ab, das Sie verfolgen. Bei kurzen und intensiven Entgiftungen, sollten Sie nicht versuchen, zu arbeiten. Konzentrieren Sie sich darauf, eine Pause zu machen. Bei längerfristigen und weniger intensiven Entgiftungen können Sie weiterhin arbeiten, versuchen Sie jedoch, dies in einen Zeitraum zu legen, in welchem die berufliche Belastung möglichst gering ist. Es ist gut möglich, dass Sie eine Verbesserung Ihrer Arbeits- und Belastungsfähigkeit verspüren werden.

MUSS ICH EIN KLISTIER BENUTZEN ODER EINE DARMSPÜLUNG VORNEHMEN LASSEN?

Die Meinungen hinsichtlich der positiven Einflüsse gehen hierbei auseinander. Einige Experten empfehlen die Anwendung, andere raten davon jedoch insbesondere bei einer reinen Wasserdiät ab. Man empfiehlt sie oft, weil die Darmspülung eines der wichtigsten Elemente einer Entgiftung ist. Während eines Reinigungsprogramms gibt der Dickdarm eine große Menge an Giftstoffen frei. Sollte Ihr Darm nicht so effizient arbeiten, wie er vielleicht könnte, wird dies die Belastung mit Giftstoffen weiter erhöhen. Ein Klistier oder eine Darmspülung kann Ihnen dabei helfen, stockende Abfallstoffe loszuwerden.

Die Beschränkung Ihrer Nahrung während einer Diät oder Entgiftung erlaubt dem Verdauungssystem und den dazugehörigen Organen eine vollständige Ruhepause und man lässt sie daher besser in Ruhe, sagt Gesundheits-Guru Patricia Bragg. Sie ist der Ansicht, dass man sich zu schnell nur noch mit der Verdauung beschäftige und dass es besser sei, dem Körper die Zeit zu geben, sich selbst auszurichten und einzustellen.

Auch der Naturheiler Leon Chaitow empfiehlt, ein paar Tage abzuwarten, bevor man über den Einsatz dieser Anwendungen nachdenkt und rät auch dann nur unter professioneller Aufsicht zur Verwendung dieser Hilfsmittel.

KANN ICH SPORT TREIBEN UND GLEICHZEITIG ENTGIFTEN?

Absolut – jedoch vielleicht nicht so aktiv, wie Sie es gewöhnt sind, falls Sie zum Beispiel regelmäßig ein Fitnessstudio besuchen. Folgen Sie dabei Ihrem Gefühl und hören Sie stets auf Ihren Körper. Manche Formen sportlicher Betätigung sind für die Entgiftung äußerst wichtig: Sie helfen dem Körper, Giftstoffe effektiver zu beseitigen und aufgebaute Spannungen zu lösen. Außerdem hilft der Sport, gelassener zu werden, das Selbstbewusstsein zu stärken, positives Denken zu unterstützen und grundsätzlich das Wohlbefinden zu verbessern.

KANN ICH RAUCHEN UND ENTGIFTEN?

Die kurze Antwort lautet „nein“. Aber wenn Sie rauchen, lassen Sie sich dadurch nicht von einer Entgiftung abhalten. Und versuchen Sie, während der Programme so wenig wie möglich zu rauchen. Da sich Ihr Körper danach wesentlich reiner und kraftvoller fühlen wird, regt es Sie vielleicht an, das Rauchen vollständig aufzugeben.

WELCHE ANZEICHEN GIBT ES, DASS DIE ENTGIFTUNG ANSCHLÄGT?

Es ist möglich, dass Sie eine sogenannte ‚Reinigungskrise‘ erleben werden. Im Verlaufe eines normalen Tages verarbeitet der Körper Giftstoffe so schnell es ihm möglich ist, indem er sie in den Fettzellen ablagert, wo sie den geringsten Schaden anrichten können. Bei einer Entgiftung greift Ihr Körper jedoch auf genau diese Energiereserven zu. Während das Fett nun umgewandelt wird, werden die Giftstoffe in Ihrem Körper freigesetzt. Dieser plötzliche Überfluss an Giftstoffen verursacht die „Krise" bzw. die Schadstoffüberlastung und es kann sein, dass für ein paar Stunden mehr Giftstoffe Ihren Körper durchlaufen, als sonst üblich.

Ein weiteres Anzeichen für diese Schadstoffüberlastung ist ein Anstieg des Zungenbelags. Je mehr sich Ihr Körper im Laufe der Entgiftung reinigt, desto weniger Belag wird Ihre Zunge aufweisen. Es kann weiterhin sein, dass Sie erhöhten Mundgeruch, Schweißgeruch und Trübung des Urins feststellen. Es können ebenso Kopfschmerzen, Übelkeit und grippeähnliche Symptome auftreten. Alte Symptome können zurückkehren und Haut- oder Stirnhöhlenprobleme können sich in manchen Fällen auch verschlechtern. Die Überlastung kann ebenso dazu führen, dass Sie Gefühle von Lethargie, Brechreiz, Kopfschmerz, Reizbarkeit und Depressionen erfahren. Auch kann Ihnen die Konzentration schwer fallen. Doch was immer Sie auch tun, vermeiden Sie die Einnahme von Schmerzmitteln und Erkältungspräparaten, um diese Symptome zu behandeln. Legen Sie sich hin oder schlafen Sie, bis diese von selbst verschwinden – und das werden sie mit Sicherheit.

Wer sollte entgiften?

Im Grunde profitiert jedermann von der Entlastung, die eine Entgiftung dem Körper gewährt. Zwar ist Ihr Körper eine großartige selbstreinigende Maschine, er kann jedoch in seiner Arbeit behindert werden, wenn Sie zu viel fettige Nahrung, Fleisch, Milchprodukte und verarbeitete Speisen zu sich nehmen, die das System verstopfen. Eine Entgiftung bietet Ihrem Körper einen ähnlichen Service, wie eine Autowerkstatt Ihrem Kraftfahrzeug.

Worin liegt der Unterschied zwischen Entgiftung und Fasten?

Ein Fasten beinhaltet die vollständige Vermeidung von Nahrung und

Flüssigkeiten, mit Ausnahme von Wasser. In diesem Buch werden Sie nur ein abschließendes Fastenprogramm finden, während alle anderen Programme modifizierte Fasten- und Reinigungsdiäten darstellen. Dennoch zieht man aus ihnen ähnlichen Nutzen wie beim Fasten.

WER SOLLTE NICHT FASTEN?

Ein Fasten von 48 Stunden kann problemlos und sicher von fast jedem vorgenommen werden. Längeres Fasten (mehr als zwei Tage) sollte jedoch nur mit professioneller Anleitung durch einen ausgebildeten Naturheilkundigen oder ayurvedischen Facharzt durchgeführt werden. Bestimmte Menschen sollten trotz allem auf gar keinen Fall fasten: Schwangere oder stillende Frauen, Frauen während der Menstruation, Diabetiker, Menschen mit starkem Unter- oder Übergewicht, Kinder, Menschen mit Nierenversagen oder ernsthaften Lebererkrankungen, Anämie und jedermann, der unter verschreibungspflichtiger Medikation steht. Falls Sie irgendwelche Zweifel haben, ob ein Fasten für Sie sicher ist, konsultieren Sie einen ausgebildeten Naturheilkundigen oder Ihren Arzt.

Umgang mit den Nebenwirkungen einer Entgiftung

Gleichgültig welches Programm Sie auch wählen, Sie werden sich unter Umständen zwischenzeitlich recht krank fühlen. Während der Entgiftung greift Ihr Körper automatisch auf die Fettreserven zurück. Dort lagert er aber ebenso die Giftstoffe ab, welche er bisher noch nicht verarbeiten konnte. Während diese Giftstoffe nun zurück in Ihr System gelangen, kann eine große Spanne an Symptomen wie Kopfschmerzen, Übelkeit und Kältegefühl auftreten und auch altbekannte Symptome können gleichermaßen zurückkehren.

Folgend sind nun einige der häufig auftretenden Beschwerden und Tipps zum Umgang mit diesen aufgeführt.

KOPFSCHMERZEN

Treten gewöhnlich während den ersten 48 Stunden der Entgiftung auf.

Behandlung

- Vermeiden Sie Schmerzmittel.
- Nutzen Sie Akupressur – es gibt eine Reihe von Akupressurpunkten, welche den Kopfschmerz lindern. Greifen Sie die Haut zwischen Ihrem Daumen und dem Zeigefinger. Drücken Sie sie vorsichtig zusammen, bis Sie einen empfindlichen Punkt erfühlen. Üben Sie dann an dieser Stelle bis zu einer Minute lang einen leichten Druck aus.
- Trinken Sie etwas Honig in heißem Wasser.

SCHLAFLOSIGKEIT

Es ist nicht unüblich, dass sie während der Entgiftung weniger schlafen. Vielleicht werden Sie das Gefühl haben, dass Ihr Geist sehr aktiv ist.

Behandlung

- Nehmen Sie ein warmes Bad, das möglichst Ihre Körpertemperatur hat (36° C), aber nicht wärmer ist. Lassen Sie genügend Wasser ein, bis Ihre Schultern bedeckt sind und entspannen Sie dort mindestens für eine halbe Stunde. Werfen Sie dabei einen Blick auf die Wassertemperatur und sorgen Sie mit eventuellem Nachfüllen dafür, dass sie nicht unter 33°C sinkt. Trocknen Sie sich danach zügig ab und gehen Sie ins Bett.
- Benetzen Sie ein Taschentuch mit zwei Tropfen Lavendelöl und legen Sie es unter Ihr Kopfkissen.
- Trinken Sie vor dem Schlafengehen eine Tasse Kamillentee.

ÜBELKEIT

Tritt in der Regel in den ersten 48 Stunden der Entgiftung auf.

Behandlung

- Nutzen Sie Akupressur. Drehen Sie Ihre Handfläche nach oben und messen zwei Daumen breit vom Handgelenk den Arm hinauf. Drücken Sie an dieser Stelle 30-60 Sekunden lang zwischen den zwei Sehnen. Tun Sie dies, wann immer es nötig ist.

- Falls Sie dem 7-, 10-, oder 21-Tage Programm folgen, nehmen Sie Ingwerkapseln oder Ingwertee zu sich.

KÄLTEGEFÜHL

Während Ihrer Entgiftung nehmen Sie nicht nur weniger Nahrung zu sich, auch der Hauptteil der Körperenergie wird für den Entgiftungsprozess verbraucht. Dies kann zur Folge haben, dass Sie ungewöhnlich stark frieren.

Behandlung

- Ziehen Sie sich warm an und drehen Sie die Heizung auf. Achten Sie nach dem Sport oder nach einem hydrotherapeutischen Bad darauf, dass Ihr Körper nicht abkühlt.

VERSTOPFUNG

Während sich Ihre Organe auf die neue Behandlung einstellen, kann es zu Verstopfungen kommen. Hoher Flüssigkeitsverlust kann dies noch verschlimmern, aber Ihr System sollte die Balance nach ein paar Tagen von ganz allein wiederfinden.

Behandlung

- Trinken Sie zwischen den Mahlzeiten viel Wasser, aber nicht während den Mahlzeiten.
- Essen Sie langsam.
- Kauen Sie Ihr Essen gründlich.

DIARRHÖ

Dies ist während einer Entgiftung nichts Ungewöhnliches und ein Anzeichen dafür, dass Ihr Körper die Giftstoffe schnellstmöglich ausscheiden möchte.

Behandlung

- Trinken Sie zusätzlich viel Wasser, da Diarrhö dehydrierend wirkt.
- Sollten die Symptome mehr als drei Tage anhalten, konsultieren Sie Ihren Arzt oder Naturheilkundigen.

HAUTAUSSCHLAG

Ein weiteres Zeichen, dass sich Ihr Körper der Giftstoffe entledigt.

Behandlung

- Duschen oder baden Sie regelmäßig um sicherzustellen, dass die Giftstoffe, welche durch den Schweiß ausgestoßen werden, nicht zu lange auf Ihrer Haut verbleiben.
- Benutzen Sie regelmäßig die Körperbürste (siehe Seite 60), um dafür zu sorgen, dass die Poren nicht mit toten Zellen blockiert sind und die reibungslose Ausfuhr von Schadstoffen gewährleistet ist.

SCHLECHTER ATEM / BELEGTE ZUNGE

Auch dies zeigt, dass Giftstoffe beseitigt werden.

Behandlung

- Putzen Sie sich regelmäßig die Zähne.
- Gurgeln Sie mit sanfter Mundspülung. Als Alternative können Sie auch ausprobieren, mit Lavendelöl zu gurgeln: Verdünnen Sie vier Tropfen ätherisches Öl in einem Teelöffel Weinbrand und geben dies in ein Glas mit warmem Wasser.

GEWICHTSVERLUST

Dies tritt ganz natürlich durch die reduzierte Nahrungsaufnahme auf und sollte sich nach wenigen Tagen legen. Dennoch sind die Entgiftungen in diesem Buch keine Diäten zur Gewichtsreduzierung und sollten auch nicht als solche genutzt werden.

Beendigung der Entgiftung oder des Fastens

Versuchen Sie nach Beendigung der Entgiftung oder des Fastens strikt der Versuchung zu widerstehen, sofort das nächstgelegene Burger-Restaurant oder ein Süßwarengeschäft aufzusuchen und somit all die Giftstoffe wiederzuerlangen, die Sie gerade erst losgeworden sind. Der Naturheilkundige Leon Chaitow sagt, dass in dieser Phase, sofern man sich falsch verhält, ein größerer Schaden entstehen kann, als während des Fastens selbst. Da Sie weniger gegessen haben, kann es sein, dass Ihr Magen geschrumpft ist, Sie dadurch eine geringere Menge Verdauungsenzyme produzieren und deswegen unter Umständen ein verringertes Hungergefühl haben. Falls Sie jedoch einfach zu den vorher üblichen Portionen und Nahrungsmitteln zurückkehren, wird Ihr Körper überfordert sein. Kehren Sie gleichermaßen langsam zu Ihren früheren Essgewohnheiten zurück, wie Sie diese in Vorbereitung auf die Entgiftung reduziert haben. Am ersten Tag nach der Entgiftung sollten Sie dem Körper den gleichen Respekt entgegenbringen, wie Sie es während des Fastens getan haben. Wachen Sie am neuen Tag in Ruhe auf. Rekeln Sie sich und klopfen Sie sich in Gedanken für all das, was Sie erreicht haben, selbst auf die Schulter. Konzentrieren Sie sich darauf, wie rein, entspannt und kraftvoll sich Ihr Körper anfühlt.

Beenden Sie Ihre Entgiftung mit leicht-verdaulicher Nahrung. Starten Sie zum Beispiel mit einem leichten Frühstück aus frischen Früchten und Jogurt. Fügen Sie ein paar Vollkorntoasts hinzu, wenn Sie hungrig sind. Nehmen Sie zu Mittag einen Hüttenkäsesalat oder etwas ähnlich Leichtes zu sich. Zum Abendessen könnten Sie sich für eine Gemüsesuppe oder ein Stück Obst entscheiden. Und vergessen Sie nicht, weiterhin viel Wasser zu trinken.

Kehren Sie im Laufe der kommenden Tage langsam zu Ihren normalen Essgewohnheiten zurück, indem Sie nach und nach Fisch, Huhn und zuletzt Schweine- und Rindfleisch einbringen. Halten Sie sich, so lange es Ihnen möglich ist, von Kaffee, Tee, Cola und Alkohol fern.

Vielleicht werden Sie feststellen, dass die Entgiftung Ihre Einstellung zur Nahrung verändert hat und Ihnen bewusster geworden ist, dass das, was Sie Ihrem Körper als Nahrung bereitstellen, fundamentalen Einfluss auf die Gesundheit und das Wohlbefinden hat. Es ist möglich, dass Sie manchen Nahrungsmitteln nicht mehr den Vorzug geben, bis hin zu dem Ausmaß, dass der frühere Gedanke, einen Schokoriegel zu verspeisen, Sie nun instinktiv zu einer Mohrrübe greifen lässt.

Ihre Entgiftung ist ebenso die Zeit, Ihren Kopf und Geist freizubekommen, eine Möglichkeit, die Tretmühlen links liegen zu lassen und darüber nachzudenken, was Sie aus Ihrem Leben machen wollen. Sobald die Entgiftung vorüber ist, kann es sein, dass Sie Probleme überdacht haben, die Sie tief in Ihrem Hinterkopf belastet haben. Es ist möglich, dass Sie eine neue Klarheit und Zielgerichtetheit erfahren werden, was übergreifend alle Bereiche Ihres Lebens verbessern wird.

– Teil II –

Vollständige Reinigung

– Kapitel 4 –

Die Entgiftung Ihres Geistes

Das Leben mit negativen Gedanken und Gefühlen – wie Angst, Wut, Verbitterung oder Neid – kann für den Körper genauso giftig sein, wie Autoabgase oder Zigarettenrauch. Ihr Geist und Ihr Körper sind untrennbar miteinander verknüpft. Mittlerweile erkennen Gesundheitsexperten die Rolle, die negative Gedanken in Erkrankungen spielen. Das Immunsystem wird zum Beispiel durch emotionale Aufgeregtheit schwer getroffen.

Stress ist die Hauptursache für emotionale Giftstoffe. Immer, wenn Sie in eine stressvolle Situation geraten, gibt Ihr Körper einen Cocktail an Chemikalien – unter anderem Cortisol und Adrenalin – frei, was Ihre Herzfrequenz, den Blutdruck und den Stoffwechsel erhöht. Diese Tatsache ist in prähistorischen Zeiten begründet, als Stress noch durch ähnliches wie einen Säbelzahntiger auf Nahrungssuche verursacht wurde. Die ausgestoßenen Hormone gaben den Anstoß, entweder den Feind zu bekämpfen oder die Flucht aufzunehmen. Heutzutage sind die Ursachen von Stress jedoch nicht so klar abzugrenzen. Dadurch ist es nicht immer möglich, mit dem Stress so umzugehen, wie es der frühe Mensch getan hat, und der Körper kann sich unter Umständen nicht von den überschüssigen Hormonen befreien. Nach einiger Zeit kann Langzeitstress zu einer Anhäufung von nicht benötigten giftigen Hormonen und einer internen Verschmutzung führen. Dies schwächt wiederum das Immunsystem und kann die Ursache für Übermüdung, Kopfschmerzen, Allergien, Haut- und Atemwegserkrankungen, Beklemmung, Depressionen sowie die Grundlage für weitere Beschwerden bilden, welche wiederum die Fähigkeit Ihres Körpers, Giftstoffe zu verarbeiten, schwächen.

Dennoch ist nicht jegliche Form von Stress schädlich für Sie. Ein gewisses Ausmaß an Stress ist nützlich: Es hilft, Termine einzuhalten und neue Herausforderungen anzunehmen, es hilft Ihnen, Familie und Beruf unter einen Hut zu bringen und schärft Ihre Sinne. Stress kann berauschend und spannend sein. Diese Form von Stress nennt sich *Eustress*, ohne welches das Leben ausgesprochen eintönig wäre.

Der wichtigste Punkt beim Umgang mit Stress ist, dass es von der eigenen Reaktion abhängig ist, ob eine Situation als Besorgnis erregend empfunden wird oder nicht. Jeder Mensch geht mit Stress auf eine andere Weise um. Einige bewältigen dieses besser als andere. Der Schlüssel ist, den Stress anzuzapfen und sich seine positive Energie zu Nutzen zu machen. Um Stress für sich und nicht gegen sich arbeiten zu lassen, müssen Sie in der Lage sein, willentlich sofort von dem gestressten in einen entspannten Zustand umzuschalten. Hierbei kann die Entgiftung helfen. Sie gibt Ihnen die Möglichkeit, eine Auszeit zu nehmen und Ihren Geist vollständig entspannen zu lassen.

Auch Schlafstörungen können Giftstoffe in Ihrem Körper vermehren. Während des Schlafs ist Ihr Körper damit beschäftigt, beschädigtes Gewebe und Zellen zu reparieren und Antikörper für das Immunsystem zu produzieren. Wird dieser Prozess durch chronische Schlaflosigkeit gefährdet, so behindert dies Fähigkeiten Ihres Körpers, körpereigene Abfälle zu entsorgen. Die Entgiftung ist eine großartige Möglichkeit, sich selbst die Zeit für Ruhe und hoffentlich auch Schlaf zu geben, um Ihrem Körper die Selbstheilungsprozesse zu ermöglichen. Während Sie sich zur Ruhe legen, bemerken Sie vielleicht, dass Sie sich weitaus erschöpfter fühlen als sonst. Wichtig ist, dass Sie auf Ihren Körper hören – und wenn Sie sich müde fühlen, dann schlafen Sie.

Techniken zur Stressreduzierung

Ruhe und Entspannung sind essentielle Bestandteile des Entgiftungsprozesses. Denn eine Reinigung des Körpers von Giftstoffen ohne eine Reinigung des Geistes würde bedeuten, dass die Arbeit nur zur Hälfte ausgeführt würde. Folgend sind nun einige Entspannungs-, Meditations- und Visualisierungsübungen aufgeführt, die Ihren Geist während der Entgiftung oder immer dann, wenn Sie angespannt sind, zur Ruhe kommen lassen.

ENTSPANNUNGSÜBUNG

Viele Menschen fangen Verspannungen in den Muskeln auf. Eine vollständige Entspannung des Körpers kann ebenso einen tief entspannenden Effekt auf Ihren Geist haben. Führen Sie diese Übung eine Stunde vor oder nach dem Essen durch.

Stellen Sie das Telefon ab und schalten Sie den Anrufbeantworter ein. Legen Sie sich in einem dunklen, warmen Raum in ein Bett oder auf den Boden und achten Sie darauf, dass Sie bequem liegen.

1. Beginnen Sie mit den Zehen eines Fußes und spannen Sie deren Muskeln so stark Sie können an; halten Sie dies für fünf Sekunden. Spannen Sie noch stärker an und halten dies für zwei Sekunden, bevor Sie wieder entspannen. Genießen Sie das entstehende Gefühl von Entspannung. Wiederholen Sie dies mit dem anderen Fuß.
2. Arbeiten Sie sich bis zu Ihren Beinen vor, indem Sie die einzelnen Muskelgruppen finden und anspannen.
3. Arbeiten Sie sich durch Ihren Körper, an Ihren Armen vorbei, bis zu Ihrem Gesicht vor.
4. Genießen Sie das Gefühl völliger Entspannung. Atmen Sie langsam tief ein und aus.
5. Beginnen Sie danach erneut bei Ihren Zehen und konzentrieren Sie sich auf das Gefühl von Wärme innerhalb Ihres Körpers.
6. Seien Sie nicht besorgt, falls Sie dabei einschlafen. Versuchen Sie andernfalls, die Entspannung zu vertiefen, indem Sie sich vorstellen, auf einem fliegenden Teppich durch die Lüfte zu schweben.

Anmerkung: Nutzen Sie diese Technik bei Schlafstörungen.

SELBST-HYPNOSE

Hypnose eignet sich hervorragend als Entspannungstechnik. Einer Hypnose haftet nichts Sonderbares an, denn immer, wenn Sie sich in einem Tagtraum oder in einem tranceartigen Zustand befinden, sind Sie in einem Hypnosezustand. Indem Sie lernen, sich selbst zu hypnotisieren, nutzen Sie im Grunde nur eine bereits bestehende Ressource.

1. Zunächst sollten Sie sich bildhaft einen Ort vorstellen, an welchem Sie sich während Ihrer Sitzung zurückziehen können – einen angenehmen und stillen Ort, der vollkommen frei von Stress und Anspannung ist. Es kann ein Platz sein, an dem Sie in der Vergangenheit, vielleicht im Urlaub, gewesen sind, oder auch ein vollkommen fiktiver Ort. Abhängig von der Lage Ihres Ortes sollten Sie in der Lage sein, das Meer oder einen Bach rauschen zu hören, das Gras zu riechen oder eine warme Brise zu spüren. Während Sie fortfahren, können Sie das Bild auch ändern oder verbessern, jedoch sollte es stets frei von Stress und Anstrengung bleiben.
2. Denken Sie sich einige Affirmationssätze für die Zeit nach der Hypnose aus, die Ihnen helfen sollen, auch nach der Sitzung entspannt zu bleiben. Diese sollten auf die unmittelbare Zukunft gerichtet sein, damit das Unterbewusstsein mit ihnen arbeiten kann. Solche Affirmationssätze sind zum Beispiel:
   - „Mein Körper fühlt sich rein und entspannt an."
   - „Immer, wenn ich darüber nachdenke, aufzugeben, kann ich einmal tief durchatmen und weiter machen."
   - „Mein Geist wird für den Rest des Tages eine Oase des Friedens und der Stille sein."
3. Lesen Sie sich die folgende Sequenz durch und machen Sie sich mit den einzelnen Stufen gut vertraut. Stellen Sie sich vor, jede der Ausführungen langsam und ruhig aufzusagen. Lassen Sie jeden Schritt zunächst wirken, bevor Sie zur nächsten übergehen.
   - Schließen Sie die Augen und atmen Sie langsam tief ein.

- Atmen Sie nochmals tief ein und wieder aus. Konzentrieren Sie sich darauf, Ihren Körper zu entspannen. Lockern Sie die Beine, dann die Arme und sagen Sie zu sich selbst: „Die Arme und Beine werden schwerer und schwerer, und weiter und weiter, tiefer entspannt."
- Entspannen Sie Stirn und Wangen und sagen Sie „ruhig und gelöst, die Anspannung loslassen".
- Entspannen Sie den Kiefer und sagen Sie „gelöst und entspannt".
- Entspannen Sie Ihren Nacken und sagen Sie „gelöst und entspannt".
- Entspannen Sie Ihre Schultern und sagen Sie „entspannt und erschlafft".
- Entspannen Sie Brust und Bauch; atmen Sie tief ein und sagen Sie während des Ausatmens „ruhig und entspannt".

4. Zählen Sie langsam rückwärts von Zehn zu Eins. Dies repräsentiert die Stufen, die zu Ihrem besonderen Ort führen. Entspannen Sie sich mit jeder Stufe immer tiefer. Wenn Sie angekommen sind, fühlen Sie sich vollkommen friedlich und sicher. Sehen Sie sich um, erfassen Sie alle Merkmale Ihres besonderen Ortes. Versuchen Sie, alle Sinne mit einzubeziehen.
5. Um Ihre Hypnose zu vertiefen, wiederholen Sie folgende Sätze immer und immer wieder, gleichgültig in welcher Reihenfolge, bis Sie ein tiefes Gefühl der Ruhe und des Loslassens empfinden.
   - „Ich gleite immer tiefer und tiefer, tiefer und tiefer."
   - „Ich fühle mich mehr und mehr schläfrig, friedlich und beruhigt."
   - „Gleitend und müde, gleitend und müde."
   - „Ich gleite tiefer und tiefer, in eine völlige Entspannung hinein."
6. Nachdem Sie einige Zeit an Ihrem besonderen Ort verbracht haben, wiederholen Sie Ihren nachhypnotischen Satz mindestens drei Mal.

7. Wenn Sie bereit sind, aus der Hypnose auszutreten, zählen Sie von eins zu zehn zurück. Erinnern Sie sich bei jeder Zahl, dass Sie weiter und weiter munterer, erfrischter und wacher werden. Wenn Sie bei neun angekommen sind, sagen Sie sich, dass Sie vollkommen munter und wach sind.

AUTOGENES TRAINING

Entwickelt durch den Psychiater Johannes Schultz, stellt autogenes Training eine einfache und hocheffektive Methode zur Stressreduktion dar. Schultz stellte fest, dass sich der Körper während tiefer Entspannung schwer anfühlt und fand heraus, dass allein die Vorstellung, dass die Arme und Beine schwer werden, eine Nachricht an die Muskeln sendet, sich zu entspannen und sich zu lösen.

Nehmen Sie sich für diese Übung mindestens zehn Minuten Zeit.

1. Tragen Sie warme und bequeme Kleidung. Legen Sie sich hin und platzieren Sie ein kleines Kissen unter Ihrem Kopf und unter Ihre Knie. Atmen Sie zunächst einige Male entspannend tief ein und aus. Legen Sie die Hände auf den Bauch und atmen Sie ruhig und langsam für eine Dauer von drei Sekunden ein; spüren Sie, wie sich Ihr Bauch erhebt. Atmen Sie dann für Sekunden durch den Mund aus. Wiederholen Sie dies 15 Mal.
2. Konzentrieren Sie sich nun auf Ihren dominanten Arm. Stellen Sie sich vor, dass dieser immer schwerer wird und sagen Sie zu sich selbst: „Mein Arm wird immer schwerer." Konzentrieren Sie sich für die nächsten 10-15 Sekunden auf dieses Gewicht. Fühlen Sie, wie Ihr Arm herabsinkt. Wiederholen Sie dies zwei Mal. Wenden Sie dies danach auf Ihren anderen Arm und auf jedes Bein an.
3. Kehren Sie zum ersten Arm zurück und wiederholen Sie die Sequenz, sagen Sie dieses Mal jedoch: „Mein Arm wird immer wärmer."
4. Wiederholen Sie dies mit Ihrem gesamten Körper.
5. Konzentrieren Sie sich nun auf Ihre Stirn und sagen: „Meine Stirn fühlt sich kühl an." Verbleiben Sie für eine Minute bei Ihrer Stirn und sagen dann: „Ich fühle mich erfrischt und entspannt."

MEDITATION

Meditation ist die Lehre, den Geist zu disziplinieren, um mentale Unruhe verstummen zu lassen und das weltliche Gewirr zu überschreiten, um ein Gefühl von Ruhe und Frieden zu erlangen. Wenn Sie täglich für 20 Minuten meditieren, verleiht es Ihnen Energie und verbessert Ihre Konzentrationsfähigkeit, Ihre Gesundheit und Ihr Wohlbefinden.

Es gibt viele Methoden der Meditation, die jedoch grundsätzlich in zwei Kategorien einzuteilen sind: Konzentration und Aufmerksamkeit. Beim erstgenannten fixieren Sie sich auf eine bestimmte Sache – ein schönes Objekt, die eigene Atmung, eine Kerzenflamme oder ein Mantra (ein einfacher, sich wiederholender Ton) – um Ihre Gedanken zu beruhigen.

Obgleich die Meditation aus den größten Religionen, einschließlich dem Christen- und dem Judentum entstanden ist, ist sie nicht an eine bestimmte Religionsgemeinschaft oder an einen bestimmten Glauben gebunden.

In den späten 60er und 70er Jahren begann die Meditation das Interesse der Wissenschaftler zu wecken, welche herausfanden, dass die Meditation half, den Stoffwechsel zu verlangsamen und die Atemfrequenz zu verringern. Heutzutage bedient man sich der Meditation in Verbindung mit der traditionellen Medizin. Sie müssen jedoch kein Experte sein, um von den Vorzügen zu profitieren.

Meditationstechniken

1. *Wiederholen Sie ein Mantra* (Satz oder Wort) immer und immer wieder. Einige Schulen sind der Ansicht, dass der Inhalt der Worte wichtig sei, während viele Fachleute davon ausgehen, dass Sie jeglichen Satz wählen können, entscheidend sei einzig, dass Sie diesen laut aussprechen. Das populärste Mantra ist der Klang „Om“. Sie können ebenfalls die Klänge „Ah“ oder „Hum“ versuchen, oder einen von diesen mit „Om“ kombinieren – wie zum Beispiel „Om Ah“. Weiterhin können Sie Ihr Mantra an jedem Ort wiederholen – sei es, dass Sie den Hund ausführen oder in der Badewanne entspannen – und nicht nur, wenn Sie eine meditative Haltung innehaben.

2. *Zählen Sie Ihre Atmung*. Diese Methode beinhaltet das Zählen des Ausatmens. Praktizierende Buddhisten zählen bis zehn, andere Lehren bis vier.
3. *Aufmerksamkeit*. Basierend auf der altertümlichen buddhistischen Übung *Vipassana* (Erkenntnis), hilft diese Technik, eine höhere Bewusstseinsstufe zu erlangen. Konzentrieren Sie sich zunächst auf Ihre Nasenflügel, während die Luft ein- und austritt. Stellen Sie sich danach bildhaft vor, wie Ihre Probleme wie Seifenblasen aufsteigen und untersuchen Sie diese, ohne über sie zu urteilen.

Die Kraft des Klanges

Diese Klangmeditation kann heilende Energie aufladen. Die Vibration im Ausdruck des Gesanges befreit Sie von Stress und erschafft einen Status von Frieden und Offenheit. Bei Menschen, die Schüchternheit beim Gesang empfinden, kann eine Klangmeditation zusätzlich helfen, Angst und Zweifel zu beseitigen.

Es ist wahrscheinlich der einfachste Weg, mit dem Vokal „Ah“ zu beginnen. Setzen Sie sich bequem auf einen Stuhl und lassen Sie die Hände auf Ihren Oberschenkeln ruhen, oder setzen Sie sich im Schneidersitz auf einen Stapel Sitzkissen, welcher hinten etwas erhöht sein sollte. Schließen Sie die Augen. Entspannen Sie Ihren Körper und fühlen Sie, wie Ihr Gewicht auf den Boden heruntersinkt. Fühlen Sie, wie Ihre Anspannung dahinschmilzt.

„Wenn Sie zweimal am Tage meditieren, um die Energiespannungen, die der Körper unter dem Einfluss von Stress aufbaut, zu lösen, kann das Nervensystem am Ende des Tages leichter zur Ruhe kommen.“

Dr. med. Stuart Shipko, Psychiater und medizinischer Direktor des Institutes für Panikzustände am Good Samaritan Hospital, Los Angeles.

1. Sitzen Sie ruhig. Atmen Sie einige Male tief ein. Vertreiben Sie beim Ausatmen jegliche Unruhe und Stress aus sich selbst.
2. Sobald Sie sich entspannt fühlen, konzentrieren Sie sich auf die Atmung – nicht nur mit Hilfe der Lunge, sondern mit dem gesamten Körper. Spüren Sie die Energie, die durch Ihr Blut, die Organe, das Gehirn, die Wirbelsäule, die Knochen und Ihre Haut wandert und geben Sie dabei den zu heilenden Körperpartien besondere Beachtung.
3. Geben Sie während des Ausatmens ein „Ah" von sich. Singen Sie es in der Art und Weise, in welcher es Sie am meisten beruhigt – in einer Melodie, die ansteigt oder fällt oder in einer einzigen Note, leise oder laut, mit hoher oder tiefer Stimme. Stellen Sie sich dabei vor, der Klang ruft die heilenden Kräfte dieser Welt in Form eines ausstrahlenden warmen, hellen Lichts herbei. Das Licht erfüllt Ihren Geist und Ihren Körper mit Wellen aus heilender Energie. Setzen Sie dies bis zu 15 Minuten lang fort.

Die Erkenntnis des Atmens

Diese buddhistische Übung entspannt auf eine sehr tiefgehende Art und Weise. Setzen Sie sich bequem auf einen Stuhl, Ihre Hände auf den Oberschenkeln ruhend, oder setzen Sie sich im Schneidersitz auf einen Stapel Sitzkissen (welcher hinten etwas erhöht sein sollte). Schließen Sie die Augen. Entspannen Sie Ihren Körper, spüren Sie, wie Ihr Gewicht auf den Boden herabsinkt und fühlen Sie, wie die Anspannung dahinschmilzt.

1. Werden Sie sich Ihrer Atmung bewusst. Sagen Sie zum Ende des Ausatmens „Eins". Führen Sie dies mit jedem Ausatmen bis zur Zahl zehn fort. Wiederholen Sie dies fünf Minuten lang.
2. Beziffern Sie nun das Einatmen. Zählen Sie bis zehn und wiederholen dies für fünf Minuten.
3. Konzentrieren Sie sich nun für fünf Minuten auf die Atmung ohne dabei zu zählen.

4. Fixieren Sie sich nun auf die Stelle an Ihrer Nase, an welcher die kalte Luft des Einatmens auf die warme Luft des Ausatmens trifft. Verbleiben Sie dort für fünf Minuten.
5. Treten Sie nun langsam aus der Meditation heraus. Geben Sie sich vor dem Aufstehen einige Minuten Zeit, um vollständig aus dem meditativen Zustand herauszugelangen.

Meditationstechniken

- Versuchen Sie, täglich stets zur selben Zeit und am selben Ort zu üben. Ihr Geist ist schnell abhängig von Gewohnheiten, daher wird Routine den Prozess erleichtern.
- Die idealen Übungszeiten sind am Beginn und am Ende jedes Tages.
- Achten Sie darauf, dass der Raum gut belüftet und gemütlich ist.
- Nehmen Sie die korrekte Körperhaltung ein. Versuchen Sie auf keinen Fall, liegend zu meditieren – Sie werden dabei nur einschlafen, obwohl gerade die Intention darin liegt, wachsam zu sein. Sie können sich auf einen Stuhl mit gerader Rückenlehne setzen, die Füße flach auf dem Boden stehend und die Handflächen auf den Oberschenkeln liegend. Alternativ können Sie sich auch auf einen Kissenstapel (welcher nach hinten etwas ansteigen sollte) setzen.
- Das Ziel der Übung ist es, Ihren Geist zu „entleeren". Sie werden jedoch schnell feststellen, dass in dem Moment, in welchem der Geist frei wird, andere Gedanken in diesen Freiraum fließen werden. Dies bezeichnet man als Ablenkungen. Um damit umzugehen, beobachten Sie diese Gedanken einfach und lassen sie aus Ihrem Kopf weichen. Bringen Sie sich behutsam wieder zur Meditation zurück, sei es durch

eine Kerze, ein Mantra oder durch die Atmung. Wiederholen Sie diesen Ablauf immer dann, wenn eine neue Ablenkung versucht, sich in Ihren Gedanken einzunisten. Stellen Sie sich vor, sie fließt hinweg.

- Öffnen Sie zur Beendigung Ihre Augen und werden Sie sich Ihrer Umgebung bewusst. Warten Sie einige Minuten, bevor Sie aufstehen, um Schwindel zu vermeiden.

VISUALISIERUNG

Diese Technik eignet sich hervorragend, um aufgebaute Anspannung loszuwerden.

1. Legen Sie sich an einem ruhigen Ort hin und schließen Sie die Augen.
2. Durchlaufen Sie in Gedanken Ihren Körper und lockern Sie angespannte Muskeln.
3. Malen Sie sich ein Bild aus, das all Ihre Sinne anspricht: Sehen, Hören, Riechen, Schmecken und Tasten. Dies könnte zum Beispiel ein weißer Strand sein, welcher mit Palmen bestückt ist, die sich so weit nach unten biegen, dass deren Blätter leicht den Sand berühren. Schauen Sie auf das klare, blau-grüne Wasser, das unter einem wolkenlosen, azurblauen Himmel zum Horizont hinausführt. Hören Sie, wie die Wellen an der Küste brechen. Fühlen Sie die Wärme des Sandes und wie sich die warme See um Ihre Füße legt, während Sie am Rande des Wassers entlanggehen. Riechen und schmecken Sie das Salz, das in der warmen Luft liegt.
4. Denken Sie nun an einen kurzen positiven Spruch, welcher festigen soll, dass Sie nach eigenem Belieben entspannen können – zum Beispiel „Mein Geist ist entspannt“, „Ich lasse alle Anspannung los“, „Ich fühle mich ruhig und entspannt“.

Sechs Wege zu Ruhe und Frieden

1. Führen Sie ein Tagebuch. Die eigenen Gedanken und Gefühle aufzuschreiben ist ein großartiger Weg, um die Welt für einen Moment auszuschließen und nur auf die eigene innere Stimme zu hören.
2. Legen Sie eine fernsehfreie Stunde fest. Bestimmen Sie eine Stunde am Tag, in der das Fernsehen nicht eingeschaltet wird. Schalten Sie ebenfalls Ihr Autoradio ab und genießen Sie diese Zeit.
3. Besuchen Sie die örtliche Bücherei. Setzen Sie sich in den Lesesaal, schließen Sie die Augen und atmen Sie tief ein und aus.
4. Essen Sie in Stille. Bestimmen Sie, dass pro Woche ein Frühstück, Mittag- oder Abendessen ohne Gespräche gehalten wird und genießen Sie allein den Geschmack Ihres Essens.
5. Lernen Sie, zu meditieren. Auch das wird Sie entspannen.
6. Seien Sie ein Frühaufsteher. Wählen Sie pro Woche einen Tag aus, an welchem Sie eine Stunde vor allen anderen aufstehen und diese Zeit in Stille verbringen können.

– KAPITEL 5 –

Ein entgiftendes Heilbad herrichten

Eine Entgiftung ist ebenso die perfekte Zeit, sich selbst zu verwöhnen. Die folgenden Anwendungen werden nicht nur dafür sorgen, dass Sie sich auf eine wunderbare Weise revitalisiert fühlen, sondern auch die Beseitigung von Giftstoffen steigern.

Bürsten der Haut

Das Trockenbürsten entfernt die Millionen von toten Zellen, die Ihre Poren verstopfen. Indem Sie die Poren auf diese Art wieder freilegen, ermöglichen Sie es der Haut, zu atmen, und liefern Ihrem Körper einen weiteren Weg, Giftstoffe herauszubefördern. Das Bürsten der Haut regt außerdem den Stoffwechsel an, stimuliert die Lymphgefäße (welche sich mit dem Hauptteil der körpereigenen Abfälle auseinandersetzen), revitalisiert die Haut und macht sie sanft und geschmeidig. Zudem hilft es gegen Zellulitis.

Sie benötigen eine Bürste aus Naturborsten mit langem oder kurzem Griff, einen Luffaschwamm oder Waschhandschuh. Beginnen Sie mit kurzen, sanften Bewegungen; sobald Ihre Haut nicht mehr so sensibel reagiert, können Sie den Druck ein wenig steigern – übertreiben Sie es jedoch nicht. Um die besten Ergebnisse zu erzielen, sollten Sie es sich zur Gewohnheit machen, die Haut jeden zweiten Tag zu bürsten.

Anwendung

Behandeln Sie die trockene Haut, also vor dem Duschen oder Baden, und bürsten Sie in langen, weiten Bewegungen. Bürsten Sie stets in Richtung des Herzens, nicht umgekehrt.

1. Bürsten Sie zunächst die Sohle eines Fußes, danach vorn und hinten das Bein hinauf und über das Gesäß.
2. Wiederholen Sie dies mit dem anderen Bein.
3. Nehmen Sie sich nun die Hände und Arme vor: Beginnen Sie an den Fingerspitzen, bürsten Sie die Handfläche und die Außenseite und bis zu den Achselhöhlen hinauf.
4. Bürsten Sie zwischen Ihren Schultern und versuchen Sie, soviel Fläche des Rücken, wie es Ihnen möglich ist, zu erreichen.
5. Bürsten Sie an der Brust entlang in Richtung Herz. Frauen sollten bei den Brüsten vorsichtig sein und es vermeiden, die Brustwarzen zu bürsten.
6. Bürsten Sie den Hals von oben nach unten.
7. Bürsten Sie nun in kreisförmigen Bewegungen den Bauch ab. Bewegungen im Uhrzeigersinn helfen, den Darm anzuregen.
8. Bürsten Sie solange, bis sich die Haut warm anfühlt, aber übertreiben Sie es nicht. Ein fünfminütiges Bürsten ist reichlich, etwas weniger ist vollkommen in Ordnung.

Nach dem Bürsten sollten Sie duschen oder ein Bad nehmen.

Anmerkung: Bürsten Sie niemals verletzte oder gereizte Haut und teilen Sie sich Ihre Bürste nicht mit jemand anderem; dies könnte Infektionen verbreiten. Achten Sie darauf, dass Ihre Bürste frisch und sauber bleibt und waschen Sie sie nach dem Gebrauch stets in warmem Seifenwasser aus, da all diese toten Zellen einen wunderbaren Nährboden für Bakterien liefern würden.

Massage

MANUELLE LYMPHDRAINAGE (MLD)

Diese Form der Massage zielt im Schwerpunkt auf die Stimulation der Lymphen. Es liefert zum einen eine tiefe Form der Entspannung und hilft zum anderen, das Lymphsystem zu stimulieren und zu reinigen, Zellen zu regenerieren und den Kreislauf sowie die Beseitigung von Giftstoffen anzuregen. Das Lymphsystem verläuft entlang der Blutbahnen, versorgt die Zellen mit Nährstoffen und Sauerstoff und nimmt überschüssiges Wasser und Abfälle des Körpers auf. Diese werden in den Filterstationen – den Lymphknoten, welche sich in den Kniekehlen, in der Leiste, im Bauch und in den Achselhöhlen befinden – gelagert. Dieser Ablauf kann durch schlechte Ernährung, Hormone, Schadstoffbelastung, mangelnde sportliche Betätigung und Stress negativ beeinflusst werden. Im Gegensatz zum Blutkreislauf besitzt das Lymphsystem kein Herz, das die Lymphflüssigkeit durch den Körper pumpt und wird daher je nach Aufkommen von Giftstoffen schwerfälliger. Im Zellgewebe reichert sich daraufhin Flüssigkeit an, welche die Nährstoff- und Sauerstoffversorgung Ihrer Zellen blockiert. Sport, korrekte Atmung, Entspannung, Meditation, Yoga und Massage können Ihrem Lymphsystem helfen, in Bewegung und gesund zu bleiben.

Nach Ansicht von MLD-Expertin Magda Popescu ermöglicht die tiefe Form der Entspannung, welche aus einer MLD Massage resultiert, den Körpersystemen, effizienter zu arbeiten. Der Kreislauf wird angeregt und indem jegliche Form von Zellverstopfungen beseitigt wird, erhalten Ihre Zellen die Nahrung, die sie zur Regeneration benötigen. Die folgende Sequenz ist eine modifizierte Version einer professionellen MLD-Massage.

Anwendung

Arbeiten Sie beim Duschen oder Baden mit der nassen Haut und benutzen Sie einen Luffaschwamm oder Waschlappen. Führen Sie die folgenden Bewegungen durch und wiederholen Sie jede einzelne ungefähr drei Mal.

1. Beginnen Sie bei den Knöcheln, üben Sie leichten Druck aus, streichen Sie Ihre Wade bis zur Hälfte hinauf und lassen Sie dann los. Dies ist ein Versuch, einen Druck- und Pump- Mechanismus zu kreieren, welcher die Lymphgefäße anregen soll, mehr Flüssigkeit aufzunehmen und weiterzugeben.
2. Danach sollten Sie ab der Hälfte Ihrer Wade damit beginnen, leichten Druck auszuüben und in Richtung Ihres Knies, der ersten großen Filterstation, zu streichen. Wenden Sie dies auf beide Waden an.
3. Arbeiten Sie sich auf diese Weise nun an der Oberseite der Oberschenkel entlang, indem Sie leichten Druck ausüben und in Richtung Ihrer Leisten streichen. Bei den Leisten angekommen, lassen Sie los.
4. Streichen Sie von der Unterseite der Oberschenkel in Richtung Gesäß; sobald Sie den Punkt erreicht haben, an welchem sich Oberschenkel und Gesäß treffen, streichen Sie an den Seiten der Oberschenkel in Richtung der Leisten weiter.
5. Nutzen Sie den selben Druck- und Pump-Mechanismus bei Ihrem Bauch, jedoch in einer dem Uhrzeigersinn entsprechenden Bewegung.
6. Nehmen Sie sich nun die Arme vor und streichen Sie in Richtung der Achselhöhlen.
7. Als letztes sollten Sie vorsichtig die Stellen Ihres Rückens, die Sie erreichen können, massieren.

DO-IT-YOURSELF GESICHTS- UND NACKENMASSAGE

Dies hilft, Kopfschmerzen zu mildern und Anspannung und Beklemmung zu lösen. Sie können diese Sequenz 5 bis 20 Minuten lang durchführen. Konzentrieren Sie sich dabei darauf, Verspannungen in Ihrem Nacken zu lösen. Senken Sie den Kopf und spüre Sie sein Gewicht.

Anwendung

1. Stellen Sie die Ellbogen auf einen Tisch und lassen Sie die Augenpartien in den Handflächen ruhen. Halten Sie dies für 30 Sekunden. Führen Sie die Handflächen dann zu den Augenbrauen hoch und

lassen Sie sie bis zu den Schläfen gleiten. Wandern Sie am Gesicht entlang aufwärts, bis Sie den Haaransatz erreichen.

2. Legen Sie Ihre Finger auf die Schläfen, entlasten Sie Ihren Nacken so weit es geht und versuchen Sie, das Gewicht des Kopfes auf die Hände zu verlagern. Atmen Sie aus und lassen Sie Ihre Finger dabei langsame kreisförmige Bewegungen im Uhrzeigersinn durchführen.
3. Führen Sie die Spitzen Ihrer Daumen an die Unterkante der Augenbrauen. Diese Punkte können sehr empfindlich sein, also seien Sie dabei vorsichtig. Halten Sie den Druck des Kopfgewichts für zehn Sekunden, entlasten Sie darauf und wiederholen Sie diese Position. Wandern Sie auf diese Weise am Knochen der Augenbrauen bis zum äußeren Ende entlang.
4. Führen Sie die Daumenspitzen unter die Wangenknochen und lassen Sie das Gewicht des Kopfes und des Nackens auf den Daumen ruhen. Atmen Sie aus und gleiten Sie mit Ihren Daumen an den Wangenknochen entlang bis zu den Ohren.
5. Führen Sie Ihre Fingerspitzen zu Ihrer Oberlippe und drücken Sie sanft auf das Zahnfleisch.
6. Greifen Sie den Kieferknochen an beiden Seiten des Kinns mit Daumen und Fingern. Üben Sie leichten Druck auf den Kiefer aus und kreisen Sie während der Ausatmung mit den Fingern auf dem Kieferknochen. Halten Sie die Daumen in der Position und wandern Sie mit den Fingern in Richtung Ohren.
7. Legen Sie die Finger an den Nacken, hinter die Ohren an den Haaransatz und drücken Sie Ihren Kopf leicht nach vorn. Atmen Sie aus und massieren Sie dabei mit den Fingerkuppen die Seiten des Nackens mit kreisförmigen Bewegungen. Arbeiten Sie sich zunächst mittig in Richtung Kopfansatz vor und danach langsam den Nacken herunter.
8. Während der eine Arm den anderen stützt, greifen Sie mit der freien Hand nach der Schulter auf der Gegenseite. Legen Sie den Kopf auf die Seite und pressen Sie, vom Ansatz des Nackens ausgehend, langsam den Nacken-/ Schultermuskel, welchen Sie zwischen Fingern und Handfläche ertasten. Wandern Sie auf diese Art bis zum Schultergelenk und wiederholen dies zwei Mal.

9. Verbleiben Sie in dieser Position und führen Sie die Fingerspitzen zum Halsansatz direkt über den Schultermuskeln. Atmen Sie aus und pressen Sie die Finger dabei tief in den Muskel. Lassen Sie die Finger rotieren und wandern Sie dabei den Muskel hinauf. Wiederholen Sie dies zwei Mal.
10. Wechseln Sie die Arme und wiederholen Sie die Schritte 8 und 9 mit der anderen Schulter.
11. Stellen Sie die Ellbogen auf den Tisch und bringen Sie die Handflächen an den Haaransatz. Verlagern Sie nun das Gewicht Ihres Kopfes und des Nackens auf die Hände. Atmen Sie aus und lassen Sie die Handflächen langsam rotieren. Arbeiten Sie sich auf diese Weise an Vorder- und Rückseite und an den Seitenbereichen des Kopfes entlang.
12. Beenden Sie die Massage, indem Sie zunächst die eine Hand und dann die andere Hand von der Wurzel bis zur Haarspitze durch Ihr Haar gleiten lassen.

Hydrotherapeutische Anwendungen

Die Wassertherapie ist ein wesentlicher Bestandteil jedes Entgiftungsprogramms. Hydrotherapeutische Bäder regen insbesondere die Blutzirkulation der Haut an und waschen tote Zellen aus, die den Körper bei der Beseitigung von Giftstoffen behindern. Die folgenden Anwendungen sorgen für einen schnelleren Ablauf der Entgiftungsprozesse und öffnen verstopfte Poren.

Um bei hydrotherapeutischen Bädern das bestmögliche Ergebnis zu erzielen, sollten Sie diese regelmäßig nehmen. Stellen Sie sicher, dass es im Badezimmer warm ist. Nutzen Sie Kerzen und sanfte Musik, um eine entspannende Atmosphäre zu erzeugen. Benutzen Sie ein Kissen – entweder ein gerolltes Handtuch oder ein spezielles Badekissen –, um Ihren Kopf zu betten. Auf diese Weise ist eine noch tiefere Entspannung während der zugewiesenen Zeit Ihres Bades möglich. Schließen Sie die Augen und atmen Sie tief ein; stellen Sie sich, während Sie langsam ausatmen, vor, dass jegliche Anspannung Ihren Körper durch die Finger und Zehen verlässt. Beginnen Sie mit der Stirn und lassen Sie die Anspannung abwärts aus jedem Teil Ihres Körpers entweichen. Wickeln Sie sich nach dem Bad in ein warmes Handtuch oder Bademantel und ruhen Sie sich aus oder gehen Sie zu Bett.

HAFERFLOCKEN-BAD

Während der Entgiftung kann es dazu kommen, dass die Haut durch austretende Giftstoffe gereizt wird. Haferflockenbäder sind sehr wohltuend und stillen den Juckreiz.

Anwendung

1. Füllen Sie ein Pfund ungekochte Haferflocken in ein großes Beutelsieb oder Musselin-Beutel. Hängen Sie dies unter den heißen Wasserhahn, wenn Sie das Bad einlassen. Während das Wasser durch die Haferflocken hindurchfließt, nimmt es die beruhigenden und reinigenden Stoffe auf.
2. Legen Sie den Haferflocken-Beutel danach in das Badewasser und belassen Sie ihn während des Bades dort. Sie können ihn auch als Schwamm benutzen.
3. Verbleiben Sie mindestens 20 Minuten im Bad, um den Hafer seine positive Wirkung auf Ihre Haut entfalten zu lassen. Trocknen Sie sich danach nicht richtig ab, tupfen Sie sich nur ein wenig trocken.

Anmerkung: Falls Sie kein Beutelsieb besitzen können Sie sich auch mit einer alten Nylonstrumpfhose aushelfen. Als Alternative können Sie auch eine große Tasse Haferflocken in einer Mühle zermahlen und dies in das Bad geben.

SITZBAD

In europäischen Heilbädern finden sich häufig Sitzbäder, welche das Sitzen in heißem Wasser, während sich die Füße in kaltem Wasser befinden, und das Spiegeln dieser Position als Sitzen in kaltem Wasser, während sich die Füße in heißem Wasser befinden, beinhalten. Dieser Wechsel von Heiß und Kalt hat zur Folge, dass es zum einen den Kreislauf anregt und zum anderen das Tempo von Giftstoffbeseitigungen steigert. Führen Sie diese Anwendung bevor Sie zu Bett gehen oder vor dem Mittagsschlaf durch.

Anwendung

Sie werden ein Behältnis oder Becken benötigen, in dem Sie entspannt sitzen können.

1. Lassen Sie ein heißes Bad ein.
2. Füllen Sie das Behältnis bis zur Hälfte mit kaltem Wasser auf und platzieren Sie es neben der Badewanne. Fügen Sie einige Eiswürfel hinzu, um die Temperatur des kalten Wassers noch weiter zu verringern.
3. Setzen Sie sich in die heiße Badewanne. Der Körperbereich sollte von der Hüfte bis zum Bauchnabel von heißem Wasser bedeckt sein.
4. Lassen Sie Ihre Füße aus der Wanne heraushängen und führen Sie sie in das Behältnis mit dem kalten Wasser. Verbleiben Sie auf diese Weise für zwei Minuten.
5. Ändern Sie nun so schnell wie möglich die Position, indem Sie sich in die kalte Wanne setzen und die Füße in die heiße Badewanne halten. Verbleiben Sie so für eine Minute.
6. Wiederholen Sie dies noch ein Mal.

EPSOMSALZ-BAD (BITTERSALZ-BAD)

Dieses Bad verbessert den Ausstoß von Giftstoffen durch Ihre Haut. Machen Sie es sich zum Ziel, ein Epsomsalz-Bad pro Woche zu nehmen. Nehmen Sie jedoch nicht mehr als zwei.

Vorsicht: Nehmen Sie diese Form von Bad nicht, wenn Sie Ekzeme oder hohen Blutdruck haben.

Anwendung

1. Fügen Sie einem heißen Bad zwischen 225g und 450g Epsomsalz und 100g Meersalz hinzu.
2. Legen Sie sich in die Badewanne und verbleiben dort für 20 Minuten, füllen Sie bei Bedarf heißes Wasser nach.

3. Trocknen Sie sich danach kurz ab und gehen Sie zu Bett.

Es könnte sein, dass Sie in der Nacht vermehrt schwitzen, Sie werden aber tief schlafen. Spülen Sie Ihre Haut am nächsten Morgen ab und befeuchten Sie sie mit einer parfümfreien Body Lotion.

SALZ-SCHEUERBAD

Das Scheuern oder Schrubben mit Salz stimuliert die Haut und fördert das Schwitzen; es hilft ebenso bei einer Entgiftung.

Vorsicht: Wenden Sie dies nicht an, wenn Sie Diabetiker sind, unter einer Herzerkrankung leiden oder Hautprobleme haben.

Anwendung

1. Geben Sie eine Tasse mit grobem Meersalz in eine große Schüssel und füllen etwas Wasser hinzu, sodass eine dickflüssige Paste entsteht.
2. Stellen Sie sich in die Badewanne oder unter die Dusche, nehmen Sie eine handvoll der Salzpaste und beginnen Sie bei Ihren Füßen, die Paste in kreisförmigen oder Auf- und Abwärtsbewegungen forsch in Ihre Haut einzureiben.
3. Nehmen Sie bei Bedarf mehr Salzpaste und tragen Sie diese auf Ihr restliches Bein auf.
4. Wiederholen Sie die Anwendung nun für das andere Bein.
5. Nehmen Sie sich danach die Arme vor.
6. Als nächstes sollten Sie die Paste so gut es geht in den Rücken einmassieren.
7. Als letztes sollten Sie den Bauch und den Oberkörper, jedoch nicht die Brüste einreiben.
8. Sobald Sie Ihren gesamten Körper mit Salz bedeckt haben, können Sie sich mit warmen Wasser abspülen. Trocknen Sie sich ab.

TORF- UND SCHLAMMBÄDER

Torfbäder sind dafür bekannt, dass sie erhöhten Blutdruck senken, den Kreislauf anregen und den Körper mit Mineralien versorgen. Bäder aus französischer grüner Heilerde entziehen dem Körper Giftstoffe. (Als Präparat *Bentonit* eingenommen, wirkt die Erde wie ein Magnet und zieht, während es durch den Verdauungstrakt wandert, schädliche Substanzen heraus.)

Anwendung

TORF

Torf kann sowohl als Paste auf den Körper aufgetragen als auch in flüssiger Form dem Bad beigegeben werden. Moorbäder, die wohl bekannteste Form von Torf-/ Schlammbädern, sind im Gesundheitshandel erhältlich.

1. Fügen Sie Ihrem Badewasser das Moorbadpräparat hinzu und entspannen Sie darin für 20 Minuten.
2. Trocknen Sie sich kurz ab, wickeln Sie sich in ein Handtuch und ruhen Sie sich dann mindestens eine halbe Stunde lang aus oder gehen Sie ins Bett. Es kann vorkommen, dass Sie in der Nacht überdurchschnittlich viel schwitzen.

Anwendung

FRANZ. GRÜNE HEILERDE

1. Fügen Sie dem heißen Badewasser 450g der Erde hinzu. Warten Sie, bis es sich vollständig aufgelöst hat.
2. Legen Sie sich für 20 Minuten in die Badewanne, trockenen Sie sich kurz ab und gehen Sie zu Bett.

APFELESSIG-BAD

Durch die Entfaltung einer entgiftenden und beruhigenden Wirkung hilft dieses Bad weiterhin, den natürlichen pH-Wert Ihrer Haut wiederherzustellen und eignet sich auch hervorragend zur Behandlung von juckender und schuppender Haut.

Anwendung

1. Fügen Sie einem warmen, nicht heißen Bad eine Tasse Apfelessig hinzu.
2. Legen Sie sich hinein und lassen Sie es 15 Minuten einwirken. Trocknen Sie sich kurz ab und gehen Sie direkt ins Bett.

AROMATHERAPEUTISCHE BÄDER

Ätherische Öle sind ebenso in der Lage, die Beseitigung von Giftstoffen zu steigern. Aromatherapeutische Bäder sollten mit größtmöglichem zeitlichen Abstand von den Essenszeiten genommen werden, im Idealfall am Ende eines Tages.

Anwendung

Fügen Sie, während Sie das Bad einlassen, sechs Tropfen des von Ihnen gewählten Öls hinzu und verrühren Sie es im Wasser. Wählen Sie, abhängig von den erwünschten Wirkungen, eins der folgenden Öle.

- Zedernholz: Antiseptisch und beruhigend, regt die Beseitigung von Giftstoffen durch die Schleimhäute an.
- Kamille: Auf wunderbare Weise entspannend, fördert die Verdauung.
- Wacholder: Steigert den Harndrang, unterstützt das Verdauungssystem.
- Ölbaum: Steigert das Schwitzen.
- Rose: Stimuliert Leber- und Magenfunktionen, wirkt antidepressiv.

SAUNA UND DAMPFBÄDER

Diese Behandlungen fördern den Entgiftungsprozess in zweierlei Hinsicht: Zum einen steigert die Hitze die Durchblutung der Haut, zum anderen werden die Giftstoffe im Blut durch den Schweiß ausgeschieden. Nehmen Sie sich stets ausreichend Zeit. Warten Sie zwei Stunden nach einer Mahlzeit, bevor Sie in die Sauna gehen. Unterlassen Sie Saunagänge, wenn Sie eine Saft-Diät durchführen.

Anwendung

1. Es empfiehlt sich, stets für 5-Minuten-Schübe in der Sauna oder im Dampfraum zu verbleiben. Zwischenzeitlich sollten Sie kalt duschen oder ins Wasserbecken der Sauna gehen.
2. Schrubben Sie sich bei der vorletzten kalten Dusche mit einem Luffa-Schwamm ab.

3. Beenden Sie die Sauna oder das Dampfbad mit einer kalten Dusche.
4. Ruhen Sie danach für eine halbe Stunde, damit sich der Körper an die Raumtemperatur gewöhnen kann. Ziehen Sie sich erst dann wieder an und gehen Sie nach Hause.

HITZEBAD

Wenn Sie keine Möglichkeit haben, eine Sauna zu besuchen oder nicht das Haus verlassen möchten, empfiehlt Gesundheitsguru Leslie Kenton in Ihrem Buch *10-Day Clean-Up Plan*, ein Hitzebad zu nehmen.

Vorsicht: Falls Sie sich zu irgendeiner Zeit unwohl fühlen, beenden Sie das Bad sofort und versuchen Sie es zu einem anderen Zeitpunkt erneut.

Anwendung

Ihr Bad sollte groß genug sein, den ganzen Körper bis auf den Kopf eintauchen zu lassen. Das Badezimmer sollte warm und angenehm sein.

1. Lassen Sie ein heißes Bad ein und legen Sie sich für 15-20 Minuten hinein.
2. Es ist wichtig, dass die Wassertemperatur zwischen 40-43°C beträgt, daher sollten Sie die Temperatur alle fünf Minuten mit einem Thermometer überprüfen und gegebenenfalls heißes Wasser nachfüllen.
3. Steigen Sie heraus und hüllen Sie sich in ein großes Handtuch. Legen Sie sich für 20 Minuten unter eine Bettdecke.

– Kapitel 6 –

Steigern Sie Ihre Entgiftung durch Atemübungen und Bewegung

Die richtige Atmung

Eine korrekte Atmung ist für die Gesundheit unerlässlich. Sie können ohne Nahrung und Wasser für Tage überleben, jedoch werden Sie ohne Sauerstoff nur wenige Minuten überstehen.

Die moderne Welt hat – wie auch immer – eine Spezies von *Couch Potatoes* erschaffen. Stundenlanges Sitzen, sei es am Schreibtisch vor dem Computer, im Auto oder gekrümmt auf dem Sofa vor den Fernsehgeräten, beeinträchtigt Ihre Atmung und führt zur Unterversorgung des Körpers an Luft und Sauerstoff, den all Ihre Körperzellen benötigen. Es verschlechtert ebenso Ihre Fähigkeit, Kohlenstoffdioxyd, das giftige Nebenprodukt der Atmung, sowie weitere Abfallprodukte auszustoßen. Nach einiger Zeit kann dies sowohl Ihr emotionales als auch körperliches Wohlbefinden beeinflussen.

Achten Sie darauf, auf welche Art und Weise Sie atmen. Ist jeder Atemzug kurz und flach oder tief und langsam? Atmen Sie durch den oberen Brustkorb oder tief aus dem Bauch heraus? Viele Menschen nutzen lediglich 50 Prozent ihrer Lungenkapazität und stoßen ebenfalls nur die Hälfte der Abfallprodukte wieder aus. Auf diese Weise wird die alte, in der Lunge verbleibende Luft mit jedem Atemzug tiefer in den Körper gedrängt. Somit ist der Anteil des „gesunden“ Sauerstoffs im

Blutkreislauf wesentlich geringer, als er sein sollte, was Ihre Haut, das Gehirn und die Nervenzellen belasten kann.

Falls Sie ein ausgebildeter Sänger sind, werden Sie wissen, was es bedeutet, über das Zwerchfell zu atmen – einem dünnen, kuppelartigen Muskel, welcher die Lunge von der Leber und dem oberen Teil des Unterleibs trennt. Wenn Sie einen tiefen Atemzug über das Zwerchfell nehmen, kontrahiert der Muskel und drückt die Kuppel sowie den Magen zusammen, sodass sich die Lunge in dem Freiraum weiter ausbreiten kann. Auf diese Art atmen Babys von Natur aus. Viele Erwachsene haben dies jedoch verlernt. Sie heben im Gegensatz dazu den Oberkörper und den Brustkorb, um der Lunge Raum zur Ausdehnung zu bieten. Die Aufgabe des Brustkorbes ist jedoch nur, dem Zwerchfell zusätzliche Unterstützung zu bieten, wenn Sie zum Beispiel Sport treiben, wenn Sie zusätzliche Luft benötigen oder wenn Sie gestresst sind, und ist nicht der Hauptmuskel für die Atmung. Zu erlernen, über Ihr Zwerchfell zu atmen, wird Ihrem Körper helfen, effizienter zu arbeiten und seine Leistungsfähigkeit zu steigern.

Die Art Ihrer Atmung reflektiert ebenso Ihren emotionalen Zustand. Wenn Sie besorgt oder gestresst sind, wird Ihre Atmung schneller und flacher. Wenn Sie glücklich sind, ist Ihre Atmung von Natur aus langsamer und tiefer. Diese Verbindung zwischen Atmung und Wohlbefinden ist nichts Neues. Seit Tausenden von Jahren nutzen verschiedenste Kulturen Atmungsübungen, welche als Bindeglied zwischen Körper und Geist gelten. Im Yoga ist das Arbeiten mit der Atmung fundamental; dies trifft ebenso auf moderne Pilates-Anwendungen zu. Im Yoga spricht man davon, dass die Luft *Prana* – vitale Energie beinhaltet. Daher bedeutet eine verbesserte Atmung auch eine Verbesserung der Aufnahme von Lebenskraft.

Die Umstellung Ihrer Atmung wird der Entgiftung hilfreich sein, da sie die Beseitigung von Giftstoffen durch die Haut, den Darm und die Lunge anregt, Ihren Energiepegel steigert, das Immunsystem stärkt und Ihre Gefühle besänftigt. Langsameres, tieferes Atmen führt bei jedem Atemzug zu einem Ansteigen der Sauerstoffmenge. Die folgenden Übungen werden allesamt zur Verbesserung Ihrer Atmung beitragen.

Überprüfen Sie Ihre Atmung

Atmen Sie über das Zwerchfell? Auf diese Weise können Sie es herausfinden.

1. Legen Sie sich auf den Rücken.
2. Legen Sie eine Hand auf Ihren Bauch und die andere auf Ihre Brust.
3. Achten Sie auf Ihre Hände und schauen Sie, welche Hand sich zuerst erhebt. Erhebt sich die Hand auf Ihrer Brust zuerst, so atmen Sie nicht über Ihr Zwerchfell und nutzen somit nicht die volle Kapazität der Lunge.

YOGA ATEMÜBUNGEN

Yoga-Lehrer glauben daran, dass eine korrekte Atmung hilft, den Fluss der Energie oder *Prana* zu regulieren. Die folgende Übung wird angewendet, um bei guter Gesundheit zu bleiben: Sie massiert die Organe des Unterleibs und stimuliert die Magensäure, wodurch die Verdauung angeregt und die Beseitigung von Giftstoffen unterstützt wird. Die Übung sollte bei leerem Magen durchgeführt werden, daher sollten Sie mindestens vier bis sechs Stunden nach einer großen Mahlzeit abwarten, bevor Sie mit der Übung beginnen. Ein leichtes Getränk können Sie jedoch beruhigt noch ungefähr eine halbe Stunde vor Beginn zu sich nehmen.

Atemübung

1. Knien Sie sich auf den Fußboden und stellen Sie die Hände direkt vor Ihre Knie.
2. Atmen Sie tief ein und dann schnell wieder durch die Nase aus.
3. Ziehen Sie die Bauchmuskeln, sobald Sie vollständig ausgeatmet haben, in Richtung Wirbelsäule zusammen. Halten Sie die Anspannung für fünf Sekunden.

4. Lockern Sie die Bauchmuskeln für fünf Sekunden.
5. Atmen Sie ein und rollen Sie sich mit dem Rücken zum Boden ab.
6. Atmen Sie aus und atmen Sie nun normal.
7. Wiederholen Sie dies zwei Mal und steigern Sie es nach und nach bis zu zehn Wiederholungen.

Volle Atmung

1. Legen Sie sich auf einen Teppich auf den Boden oder auf ein Bett mit fester Matratze und legen Sie Ihre Hände über dem Bauchnabel auf den Bauch. Sollten Sie Rückenprobleme haben, rollen Sie entweder ein Handtuch auf und legen es unter den unteren Teil Ihrer Wirbelsäule oder platzieren Sie ein oder zwei Kissen unter Ihren Knien.
2. Schließen Sie die Augen und atmen Sie tief und langsam ein, sodass Ihre Hände langsam nach oben steigen. Machen Sie dies jedoch locker und ohne Mühe.
3. Atmen Sie tief aus und üben Sie einen geringen Druck auf Ihren Bauch aus, um die Luft vollständig zu verdrängen.
4. Wiederholen Sie dies 15 Mal.
5. Stehen Sie nicht sofort nach Beendigung der Übung auf, Sie könnten sich sonst schwindelig fühlen.

Wechselseitige Nasenatmung

Diese Atemübung erzeugt Harmonie in der Körperenergie, bringt Körper und Geist in Balance und stärkt die Atmungsorgane. Indem das Ausatmen doppelt so lang wie das Einatmen andauert, können abgestandene Luft und Abfallprodukte aus der Lunge und dem Körper entfernt werden.

Sollte Ihnen schwindelig werden, ruhen Sie sich eine Weile aus. Führen Sie die Übung erst fort, wenn Sie sich wieder wohl fühlen. Verspannen Sie beim Atmen nicht und halten Sie Ihre Atmung lang, konstant und tief. Sollte es Ihnen schwer fallen, einen gleichmäßigen Rhythmus zu erzielen, beenden Sie die Übung.

Tragen Sie locker sitzende Kleidung und setzen Sie sich auf einen Stuhl mit gerader Lehne oder im Schneidersitz auf den Boden. Schließen Sie die Augen.

1. Halten Sie das rechte Nasenloch mit dem rechten Daumen geschlossen. Atmen Sie durch das linke Nasenloch aus.
2. Atmen Sie durch das linke Nasenloch ein und zählen Sie dabei bis 4.
3. Schließen Sie nun das linke Nasenloch mit dem Ring- und kleinen Finger, während Zeige- und Mittelfinger auf der Nase verbleiben. Zählen Sie nun bis 16.
4. Öffnen Sie nun Ihr rechtes Nasenloch, atmen Sie aus und versuchen Sie dabei, Ihre komplette Lunge zu entlehren; zählen Sie dabei bis 8.
5. Während Sie das linke Nasenloch weiterhin geschlossen halten, atmen Sie durch das rechte ein und zählen dabei bis 4.
6. Schließen Sie nun auch das rechte Nasenloch und halten beide Löcher geschlossen. Zählen Sie bis 16.
7. Öffnen Sie Ihr linkes Nasenloch und atmen Sie aus. Zählen Sie bis 8.
8. Beginnen Sie mit Punkt 2 von vorn und wiederholen Sie die gesamte Sequenz mindestens zehn Mal; 4-Sekündiges Einatmen, 16-Sekündiges Halten und 8-Sekündiges Ausatmen.

CHI KUNG-ATMUNG

In der altertümlichen chinesischen Gesundheitslehre Chi Kung geht es darum, das Chi oder die Lebensenergie in einem gleichmäßigen Fluss zu halten, um gesund zu bleiben. Chi Kung bedeutet wörtlich übersetzt ‚Energie Übung'.

Die fließende, tanzartige Bewegung der folgenden Übung, genannt die Welle, wird den Körper stärken, während tiefe Atmung und beruhigende Bilder den Geist besänftigen.

Die Welle

1. Stellen Sie sich mit beiden Füßen parallel und in Schulterbreite hin, beugen Sie die Knie leicht durch und lassen Sie die Arme an den Seiten herunterhängen (i). Atmen Sie für ein oder zwei Minuten tief durch die Nase und stellen Sie sich vor, Sie wanderten durch kleine Wellen am Meeresufer entlang.
2. Atmen Sie tief durch Ihre Nase ein und lassen Sie Ihre Arme langsam vor sich auf Schulterhöhe gleiten als wären Sie von warmem, ruhigem Wasser umgeben. Lassen Sie die Arme dabei entspannt und Hände, Finger sowie Ellbogen leicht durchhängend.
3. Atmen Sie durch Ihren Mund aus, als würden Sie durch einen Strohhalm pusten und beugen Sie die Knie ein wenig mehr. Biegen Sie Ihre Handgelenke sanft, sodass die Hände nach oben gleiten und entspannen Sie sie danach wieder und lassen sie herunterhängen (ii).

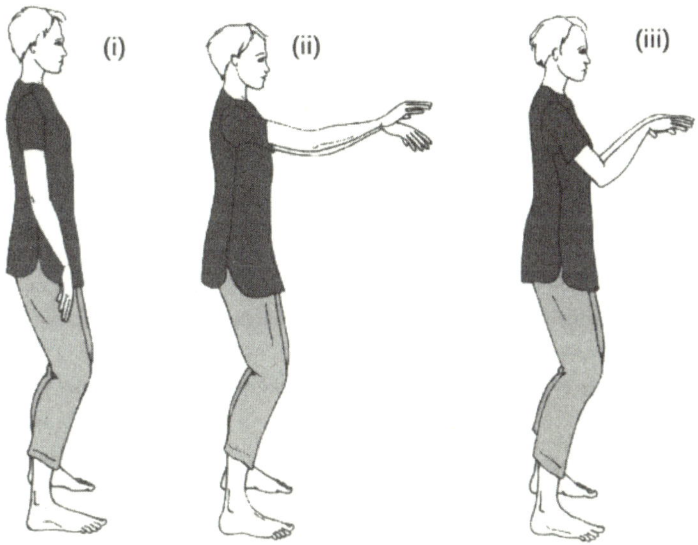

Abbildung 1: Die Welle

4. Wiederholen Sie dies sechs Mal und stellen Sie sich vor, durch kleine Wellen auf- und abzusteigen.
5. Atmen Sie ein und wieder aus und breiten Sie Ihre Hände auf Schulterhöhe aus als würden diese durch die Luft schweben.
6. Atmen Sie ein und lassen Sie die Arme in Brusthöhe schweben.
7. Atmen Sie aus und lassen Sie die Hände mit den Innenflächen den Körper bis zu den Beckenknochen und danach an den Hüften vorbeigleiten (iii).
8. Atmen Sie in den nächsten Minuten tief durch die Nase ein und aus.

Bewegung

Regelmäßige Bewegung ist für den Entgiftungsprozess sehr wichtig, da dies den Stoffwechsel anregt, was wiederum schon grundsätzlich der Entgiftung förderlich ist. Auch das Schwitzen wird direkt gefördert, wodurch die Ausscheidung der Giftstoffe durch die Haut gesteigert wird. Da Bewegung auch die Freigabe von Giftstoffen innerhalb des Körpers bewirkt, ist es unerlässlich, dass Sie ausreichend Flüssigkeit zu sich nehmen, um diese herauszuspülen.

PILATES

Entwickelt von Joseph Pilates, einem Kriegsgefangenen, der diese Technik erschuf, um seine Gesundheit und die seiner Mitgefangenen zu verbessern, konzentriert sich diese Leibesübung auf das Strecken und Begradigen des Körpers.

Das Stretching hilft, den Körper geschmeidig und beweglich zu halten und löst Stress und Anspannung auf, sofern es mit der richtigen und entspannenden Atemtechnik verbunden wird. Das Stretching unterstützt ebenso die Beseitigung von Giftstoffen, da es die Lymphgefäße stimuliert, Abfallstoffe aus den Körperzellen zu entfernen.

Pilates-Lehrer Chris Hocking ist der Ansicht, dass das Stretching gut für eine Entgiftung ist, da es das Blut im Körper in Bewegung bringt.

Die folgenden Dehnübungen werden normalerweise im Pilates-Kurs von Chris Hocking angewandt und stellen eine wundervolle Möglichkeit dar, den Kreislauf auf Touren zu bringen und Anspannungen zu lösen. Führen Sie dies stets nach einer kurzen Aufwärmphase durch, ein flotter zehnminütiger Fußmarsch wäre dafür ideal.

Tragen Sie bequeme Kleidung und nutzen Sie eine Matte oder ein Handtuch. Es ist nicht notwendig, Sportschuhe zu tragen.

Der Spannungslöser

1. Legen Sie sich mit angezogenen Knien auf den Rücken, stellen Sie die Füße auf den Boden und halten Sie Füße und Knie zusammen. Legen Sie Ihre Finger auf die Hüftknochen und die Ellbogen auf den Boden.
2. Entpannen Sie sich und lockern Sie die Bauchmuskeln. Halten Sie das Genick gestreckt, den Hals entspannt und atmen Sie ruhig durch die Nase ein und durch den Mund wieder aus.
3. Verbleiben Sie für zwei Minuten in dieser Position und halten Sie die Füße und Knie zusammen.

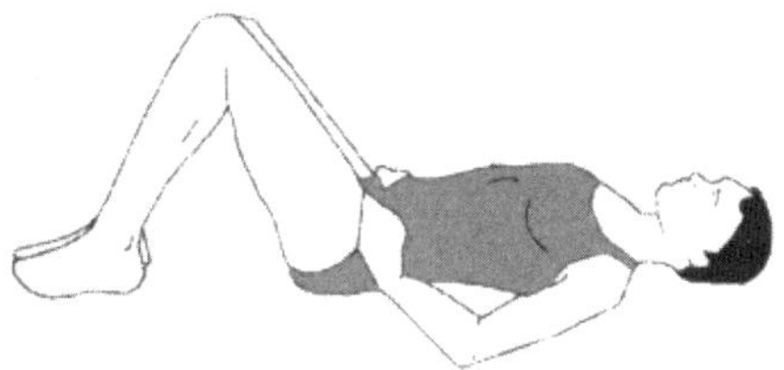

Abbildung 2: Der Spannungslöser

Zusammenziehen und Wölben

Im Bereich der Wirbelsäule sammeln sich häufig Verspannungen an. Die folgende Übung hilft, die Wirbelsäule dehnbar zu halten und Verspannungen zu lösen.

1. Legen Sie sich mit angezogenen Knien auf den Rücken, stellen Sie die Füße auf den Boden und halten Sie Füße und Knie zusammen. Platzieren Sie die Arme nun entlang des Körpers am Boden.

2. *Zusammenziehen*: Pressen Sie die Bauchmuskeln zusammen, indem Sie den Bauchnabel nach innen ziehen (i). Atmen Sie aus, ziehen Sie dabei die Bauchmuskeln noch weiter zusammen und heben Sie die Beckenknochen ein wenig an, während Sie das Kreuz auf den Boden drücken.
3. *Wölben*: Halten Sie die Bauchmuskeln angespannt, atmen Sie aus und pressen Sie das Steißbein gegen den Boden, sodass sich die Hüfte vom Boden erhebt (ii).
4. Führen Sie diese Übung acht Mal durch, achten Sie auf flüssige Bewegungen und gleichmäßige Atmung.

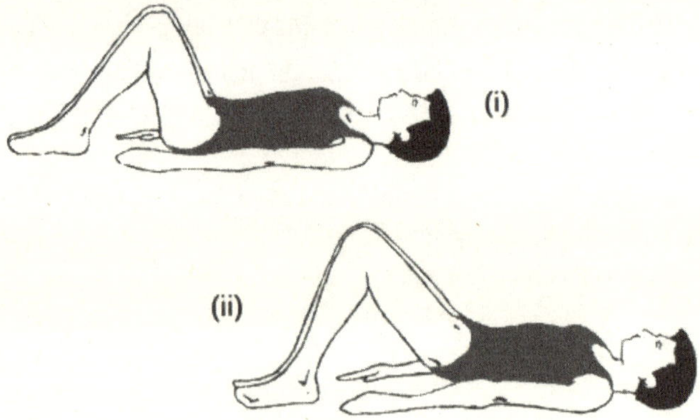

Abbildung 3: Zusammenziehen und Wölben

Arm-Bein-Stretching

Diese Übung besteht aus zwei Teilen (a und b).

(a)

1. Legen Sie sich mit angezogenen Knien auf den Rücken, stellen Sie die Füße auf den Boden und halten Sie Füße und Knie zusammen (i).
2. Überprüfen Sie, ob sich unter Ihrer Taille ein kleiner Hohlraum befindet. Wenn dieser größer als 1,5 cm sein sollte, rollen Sie ein Handtuch auf, um die untere Wirbelsäule zu stützen.

3. Atmen Sie aus und strecken Sie langsam das rechte Bein aus, indem Sie den Fuß über den Boden gleiten lassen (ii). Der untere Bereich Ihrer Wirbelsäule sollte sich dabei nicht vom Handtuch erheben.
4. Atmen Sie ein und bringen Sie das rechte Bein in die Anfangsposition zurück.
5. Wiederholen Sie dies nun mit dem linken Bein.
6. Wiederholen Sie die gesamte Übung acht Mal.

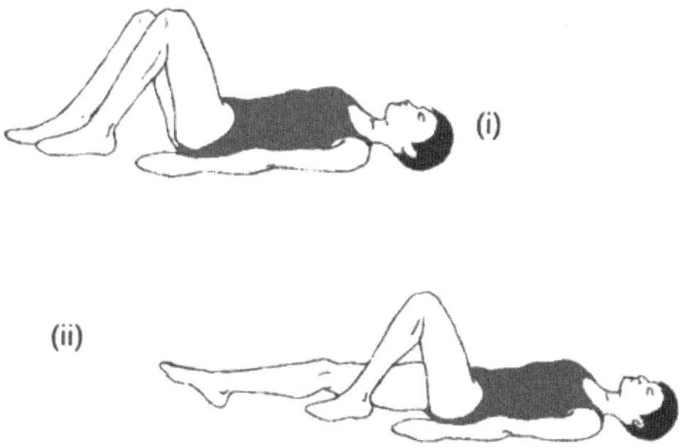

Abbildung 4a: Arm-Bein-Stretching

(b)

1. Atmen Sie in derselben Ausgangsposition aus und strecken Sie dieses Mal das rechte Bein und den rechten Arm aus, indem Sie letzteren am Kopf vorbei hinter sich auf den Boden legen. Versuchen Sie dabei, den Rücken auf dem Boden zu lassen. Sollte es Ihnen schwer fallen, den Arm auf den Boden zu legen, können Sie als Hilfestellung ein Kissen darunter legen.
2. Atmen Sie ein und bringen Sie den Arm und das Bein in die Ausgangsposition zurück.
3. Wiederholen Sie dies nun mit dem linken Bein.
4. Wiederholen Sie die gesamte Übung acht Mal.

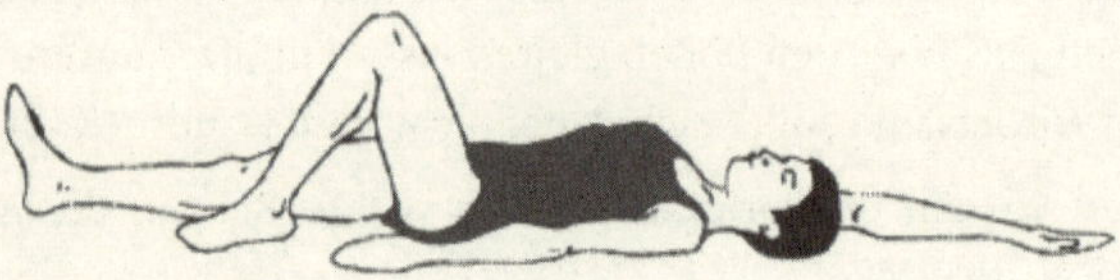

Abbildung 4b: Arm-Bein-Stretching

Stretching des einzelnen Arms

1. Legen Sie sich auf den Rücken. Ziehen Sie die Knie in Richtung Brustkorb an, halten Sie Füße und Knie zusammen, ziehen Sie die Bauchmuskeln nach innen und halten Sie den Nacken ausgestreckt. Achten Sie darauf, dass Ihre Atmung gleichmäßig bleibt und Sie durch die Nase ein- und durch den Mund ausatmen. Halten Sie den Oberkörper gerade und die Schulterblätter auf dem Boden. Der Rücken sollte dabei flach auf dem Boden verbleiben, sodass sich die Rippen nicht an den Seiten sichtbar machen.
2. Heben Sie beide Arme um 90°, sodass die Fingerspitzen zur Decke zeigen (i).
3. Atmen Sie aus und senken Sie einen Arm seitlich auf den Boden neben den Körper, während Sie den anderen Arm am Kopfe vorbei ablegen (ii).

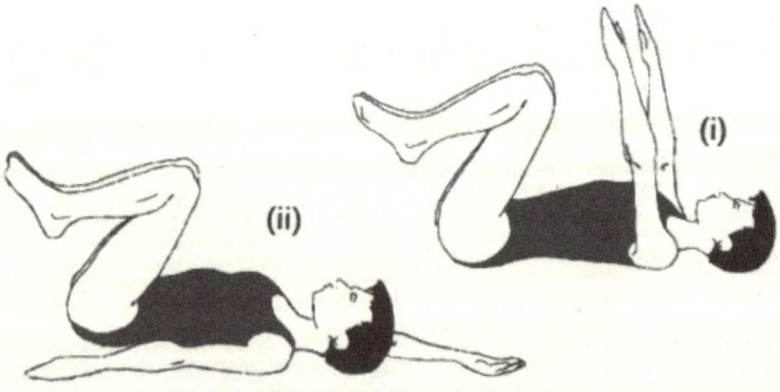

Abbildung 5: Stretching des einzelnen Arms

4. Atmen Sie ein und wechseln Sie die Arme.
5. Wiederholen Sie die Übung acht Mal.

Armkreise

1. Legen Sie sich mit zur Brust angezogenen Knien auf den Rücken und legen Sie die Arme fächerförmig mit den Handflächen nach oben ab (i).
2. Atmen Sie ein und gleiten Sie mit den Armen den Boden entlang bis sich diese hinter Ihrem Kopf befinden – die Handrücken sollten dabei leicht über den Boden streifen (ii).
3. Atmen Sie aus, heben Sie die Arme an und führen Sie diese über den Kopf zur Ausgangsposition zurück und legen Sie sie diesmal mit den Handflächen nach unten ab (iii).

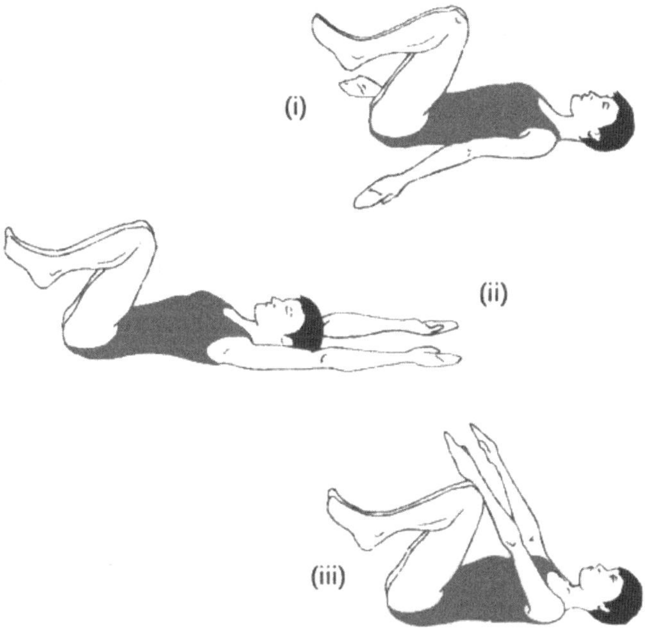

Abbildung 6: Armkreise

4. Wenden Sie die Handflächen und wiederholen Sie die Übung.
5. Wiederholen Sie die Übung vier weitere Male.
6. Führen Sie die Übung danach in umgekehrter Abfolge durch, d.h. indem Sie ausatmen, wenn Sie die Arme entlang des Bodes bis hinter den Kopf führen und einatmen, wenn Sie die Arme heben und zur Ausgangsposition zurückbringen.
7. Wiederholen Sie dies vier Mal.

Wirbelsäulen-Stretching

(a)

1. Legen Sie sich mit flach aufgestellten Füßen und angezogenen Knien auf den Boden und halten sie Füße und Knie zusammen.
2. Falten Sie Ihre Hände und platzieren Sie diese unter dem Kopf, mit den Daumen entlang des Nackens.
3. Atmen Sie ein und aus und schwingen Sie die Knie nach rechts auf die Seite.
4. Atmen Sie ein und schwingen Sie die Knie in die Mitte zurück.
5. Atmen Sie aus und schwingen Sie die Knie nach links auf die Seite.
6. Atmen Sie ein und kehren sie zur Mitte zurück. Dies sollte nur eine kleine Bewegung darstellen. Halten Sie die Fußsohlen flach auf dem Boden – Ihr Becken sollte sich dabei kaum bewegen.
7. Wiederholen Sie diese Übung acht Mal – vier Mal für jede Seite.

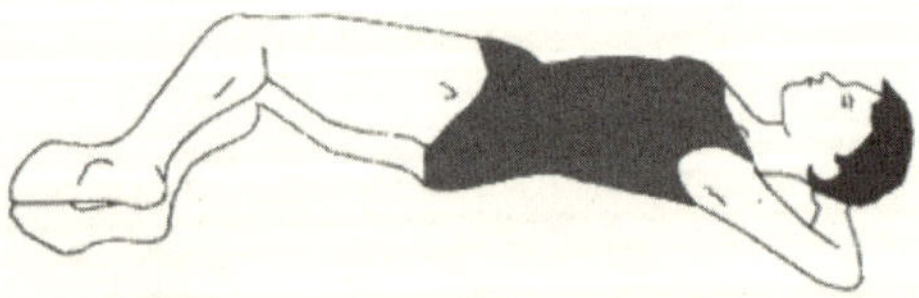

Abbildung 7a: Wirbelsäulen-Stretching

(b)

1. Atmen Sie ein und wieder aus und schwingen Sie die Beine nach rechts auf die Seite. Diesmal sollten sich die Füße vom Boden erheben – der linke Fuß sollte dabei auf dem rechten Fuß ruhen.
2. Atmen Sie ein und kehren Sie zur Mitte zurück. Entspannen Sie die Fußsohlen, welche nun wieder auf dem Boden stehen.
3. Atmen Sie aus und schwingen Sie die Beine nach links auf die Seite. Die Schulterblätter sollten durchgängig auf dem Boden und die Knie aneinander bleiben. Falls Sie feststellen, dass die Knie auseinander gleiten, so sind diese ausreichend gedehnt.
4. Wiederholen Sie dies acht Mal, vier Mal für jede Seite.

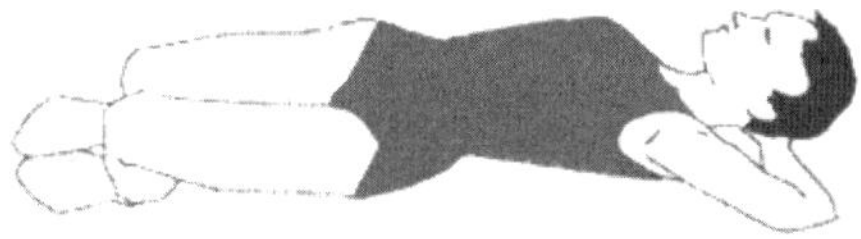

Abbildung 7b: Wirbelsäulen-Stretching

Gluteales Stretching

1. Legen Sie sich mit flach aufgestellten Füßen und angezogenen Knien auf den Boden, legen Sie die Arme seitlich mit den Handflächen nach unten neben dem Körper.
2. Legen Sie das rechte Bein über das linke (i).
3. Atmen Sie ein und wieder aus und drücken Sie die Knie an die Brust, falten Sie die Hände und greifen Sie Ihr linkes Schienbein kurz unter dem Knie. Der Rücken und vor allem das Becken sollten dabei flach auf dem Boden bleiben (ii).
4. Atmen Sie ein und wieder aus und verstärken Sie die Dehnung.
5. Lösen Sie die Stellung und wiederholen dies mit der anderen Seite.
6. Wiederholen Sie die gesamte Übung vier Mal.

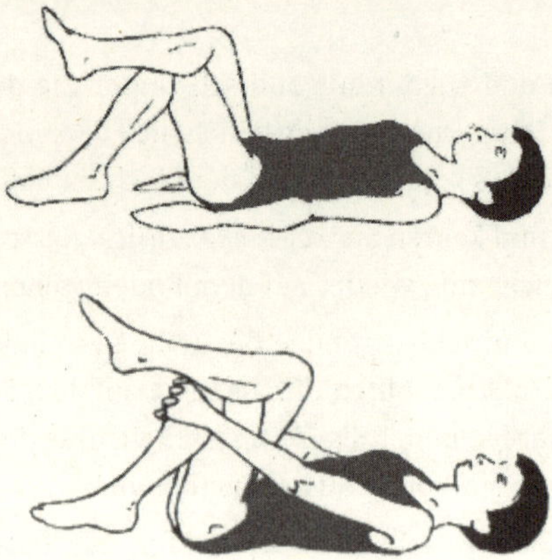

Abbildung 8: Gluteales Stretching

Hüften- und Schulterstretching

1. Legen Sie sich mit flach aufgestellten Füßen und angezogenen Knien auf den Boden.
2. Drücken Sie die Fußsohlen gegeneinander und lassen Sie die Knie in Richtung Boden auseinanderfallen.
3. Ziehen Sie die Bauchmuskel nach innen, um zu vermeiden, dass sich Ihr Rücken vom Boden erhebt. Ihr Becken sollte sich nicht bewegen.
4. Strecken Sie nun die Arme nach oben, sodass die Fingerspitzen zur Decke zeigen (i).
5. Legen Sie die linke Hand unter den rechten Ellbogen (ii) Senken Sie den rechten Arm und greifen Sie den linken Ellbogen mit der rechten Hand und den rechten Ellbogen mit der linken Hand.
6. Atmen Sie aus und legen Sie beide Arme langsam hinter Ihrem Kopf auf den Boden ab (iii).
7. Wechseln Sie nach einer Minute die Arme, sodass der linke Arm auf dem Boden liegt.

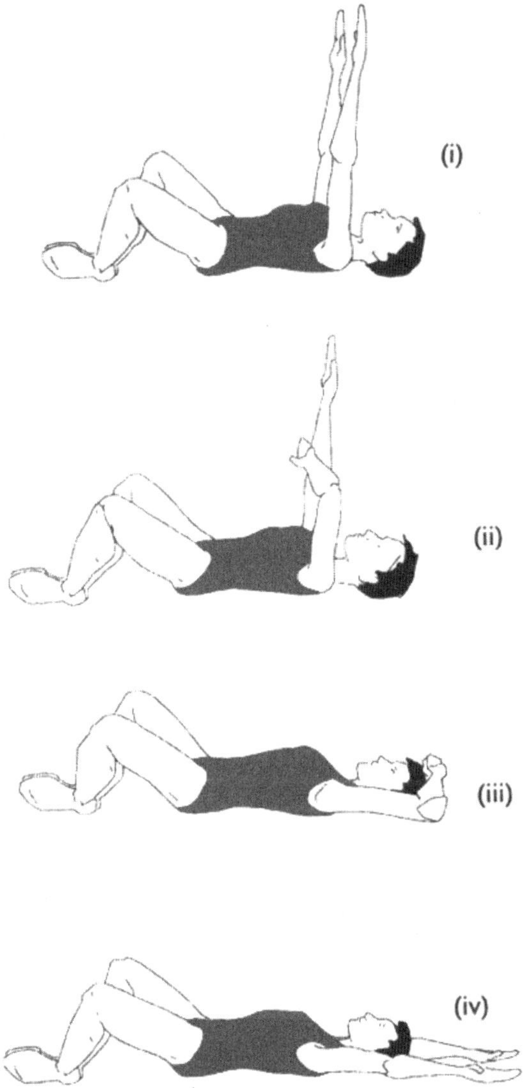

Abbildung 9: Hüften- und Schulterstretching

8. Wiederholen Sie dies einmal pro Seite. Achten Sie auf gleichmäßige und ruhige Atmung.
9. Strecken Sie die Arme nun längs hinter dem Kopf aus (iv) und ziehen Sie die Knie an die Brust.

Die Katze

1. Knien Sie auf allen Vieren, mit den Knien direkt unter den Hüftgelenken und den Handballen unter den Schultergelenken (i). Die Ellbogen sollten nicht vollständig durchgedrückt und die Arminnenseiten einander gegenüber sein. Drücken Sie die Schulterblätter zur Taille. Der Rücken sollte gerade gehalten und die Bauchmuskeln eingezogen werden.
2. Atmen Sie nun ein und wieder aus und wölben Sie Ihren Rücken. Diese Bewegung sollte von der unteren Wirbelsäule ausgehen und sich an ihr heraufbewegen (ii). Krümmen Sie dabei nicht die Schultern und drücken Sie die Schulterblätter nicht zusammen.

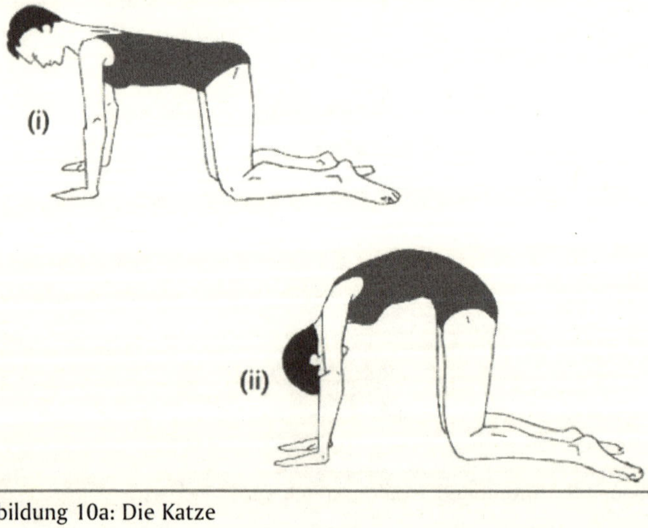

Abbildung 10a: Die Katze

3. Atmen Sie aus und heben Sie das Gesäß an, sodass eine entgegengesetzte Dehnung erzeugt wird (iii).
4. Wiederholen Sie dies sechs bis acht Mal.

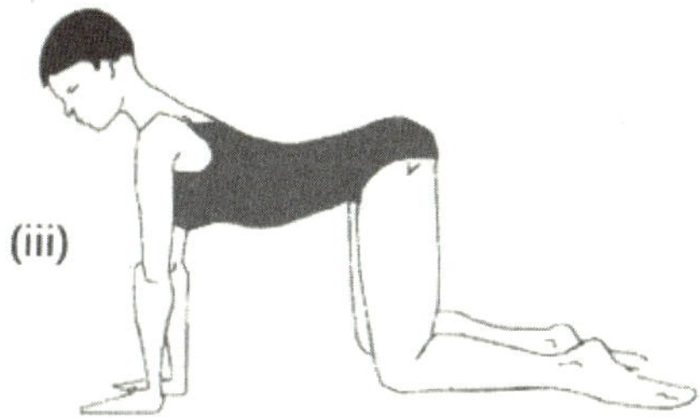

Abbildung 10b: Die Katze

Vierfach-Stretching

1. Legen Sie sich auf den Bauch. Ziehen Sie die Bauchmuskeln ein, sodass sich die Taille etwas anhebt und drücken Sie das Steißbein nach unten.
2. Legen Sie die Arme seitlich an Ihrem Körper ab; sie sollten sich entspannt und schwer anfühlen.
3. Drehen Sie den Kopf nach links auf die Seite und entspannen Sie die Schultern.
4. Ziehen Sie das rechte Knie an und greifen Sie den Knöchel mit der rechten Hand. Der Arm sollte dabei nicht vollständig durch-

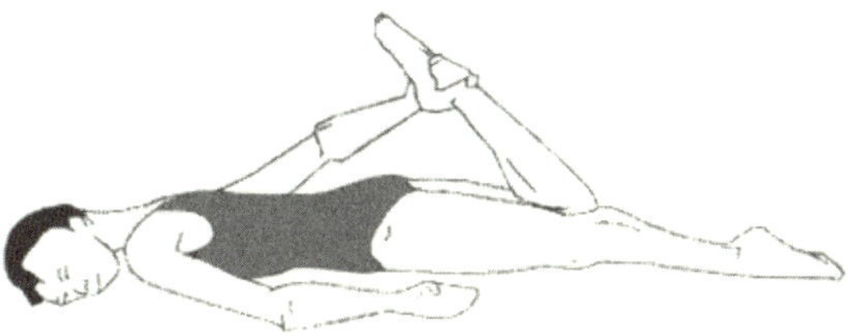

Abbildung 11: Vierfach-Stretching

gestreckt sein und der Ellbogen nach außen zeigen. Achten Sie darauf, dass der Bauch weiterhin ein wenig vom Boden entfernt ist und Sie das Steißbein auch weiterhin nach unten pressen. Atmen Sie ruhig.

5. Halten Sie die Dehnung für 20 Sekunden.
6. Wechseln Sie nun die Seite. Vergessen Sie nicht, auch den Kopf auf die rechte Seite zu legen, während Sie das linke Bein dehnen.

Wirbelsäulenlockerung

1. Setzen Sie sich auf die Waden und drücken Sie die Füße mit den Händen zusammen, sodass sich die inneren Knöchel berühren (i).
2. Legen Sie Ihre Stirn auf dem Boden ab und atmen Sie dabei normal weiter.
3. Strecken Sie die Arme mit den Handflächen nach unten gerichtet nach vorn aus und halten Sie diese parallel, jedoch nicht vollständig durchgestreckt (ii). Verbleiben Sie für einige Atemzüge in dieser Position.
4. Lassen Sie nun Ihre Arme weiter nach vorn gleiten und bilden Sie eine gerade Linie von den Händen bis zum Steißbein (iii). Lassen Sie die Bauchmuskeln eingezogen und den Rücken flach und achten Sie

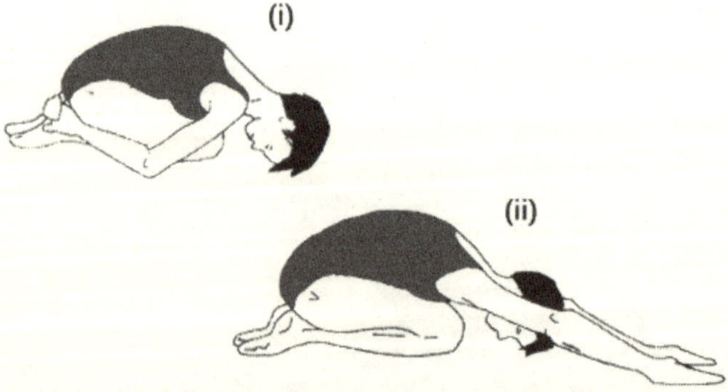

Abbildung 12a: Wirbelsäulenlockerung

darauf, dass dieser nicht durchsackt und die Schultern nicht zum Kopf gezogen sind. Ihr Kopf sollte mit der Stirn und Nasenspitze den Boden berühren. Zwischen den Armen und den Ohren sollte ein Freiraum bestehen. Verbleiben Sie wiederum für einige Atemzüge in dieser Position.

5. Wechseln Sie nun wieder in die zweite Position und ziehen Sie die Arme zurück an die Oberschenkel. Lockern Sie die Füße und berühren Sie den Boden mit den Ellbogen (iv). Verbleiben Sie für einige Atemzüge in dieser Stellung.

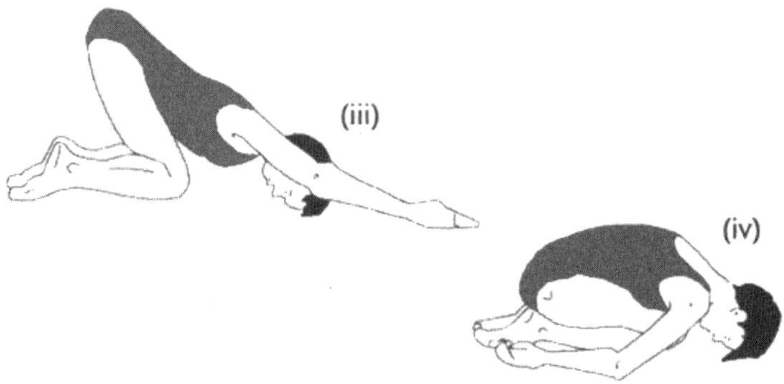

Abbildung 12b: Wirbelsäulenlockerung

Rückkehr in den Stand

Diese Bewegung mag vielleicht nicht wie ein Stretching erscheinen, sie dehnt aber die Wadenmuskulatur, die Füße und die Kniekehlen. Sie besteht aus drei Phasen (a, b, c).

(a)

1. Gehen Sie in die Hocke und legen Sie die Hände auf den Boden. Wenn Sie es nicht schaffen, die Handflächen bis auf den Boden zu bekommen, spreizen Sie die Finger und berühren Sie den Boden mit den Fingerspitzen (i).

2. Atmen Sie ein und lassen Sie sich über die Füße und Zehen ein Stück nach vorn kippen (ii).
3. Atmen Sie aus und lassen Sie sich wieder zurückkippen.
4. Wiederholen Sie diese Wippbewegung einige Male.

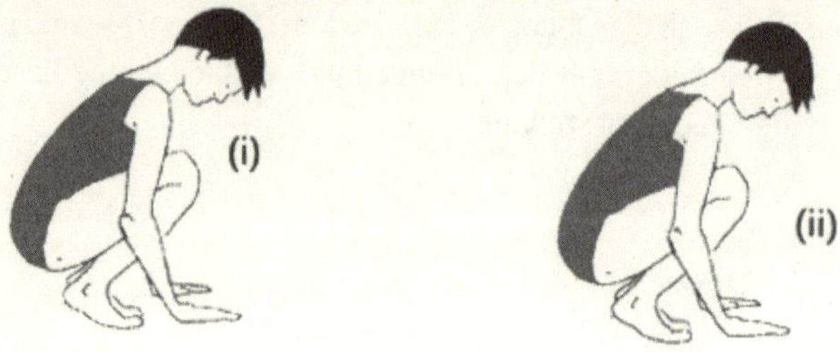

Abbildung 13a: Rückkehr in den Stand

(b)

1. Atmen Sie nun aus und legen Sie die Hände flach in Schulterbreite und in einer Linie mit Ihren großen Zehen auf den Boden. Sie können dabei die Knie krümmen. Die beiden großen Zehen und die Fußknöchel sollten sich berühren. Halten Sie die Knie zusammen.
2. Während Sie nun ausatmen, strecken Sie die Beine ein stückweit durch und drücken die Rippen weiter auf die Oberschenkel. Strecken Sie den Nacken aus und heben Sie das Steißbein nach oben.
3. Atmen Sie ein, dann aus und strecken Sie die Beine nun vollständig durch, versuchen Sie dabei, die Rippen nahe an den Oberschenkeln zu halten (iii). Halten Sie den Nacken gestreckt.

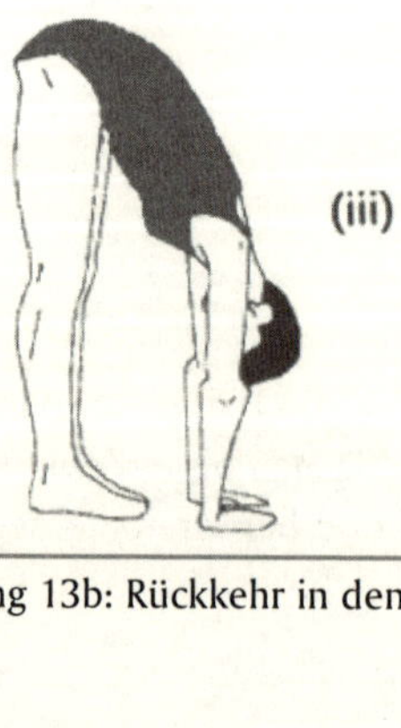

Abbildung 13b: Rückkehr in den Stand

(c)

1. Beugen Sie die Knie wieder ein wenig und halten Sie die Füße dabei flach auf dem Boden (iv). Bewegen Sie Ihre Füße nun leicht auseinander, halten Sie diese jedoch parallel gegenüber.
2. Atmen Sie langsam ein und wieder aus und richten Sie sich auf – halten Sie Ihr Becken ruhig und richten Sie die Wirbelsäule auf, als ob Sie jeden einzelnen Rückenwirbel aufeinanderstapelten bis die Wirbelsäule vollkommen gerade ist (v).
3. Heben Sie nun als letztes den Kopf, strecken Sie die Beine vollständig durch und nehmen Sie Haltung an (vi). Pressen Sie die Füße auf den Boden und recken Sie den Kopf nach oben. Entfalten Sie die Schultern und vergewissern Sie sich, dass Ihre Beine senkrecht stehen und nicht nach vorn neigen. Knöchel, Knie, Schultergelenk und Ohr sollten eine gerade Linie bilden. Die Arme sollten an Ihren Seiten anliegen und die Handflächen nach vorn zeigen. Stellen Sie sich vor, dass sich zwischen den einzelnen Wirbeln der Wirbelsäule kleine Luftkissen befinden und dass Ihre Wirbelsäule auf diesen Luftkissen schwebt. Kein Teil Ihres Körpers ist angespannt; er fühlt sich stark und frei.

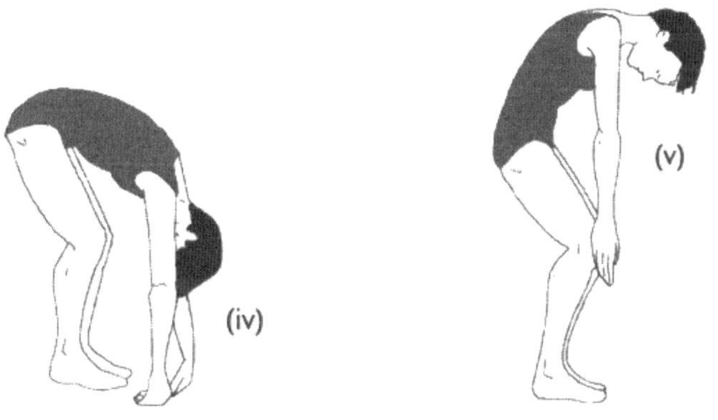

Abbildung 13c: Rückkehr in den Stand

4. Schließen Sie die Augen und malen Sie sich aus, wie Ihr Kopf zur Decke hinauf schwebt und Ihre Wirbelsäule in perfekter Linie mit der Schwerkraft daran hängt (vii). Die Schulterblätter werden zu den Seiten wegfallen und die Arme hängen frei herunter, während die Handflächen auf Ihre Oberschenkel zeigen. Dies ist eine ideale Ruheposition.

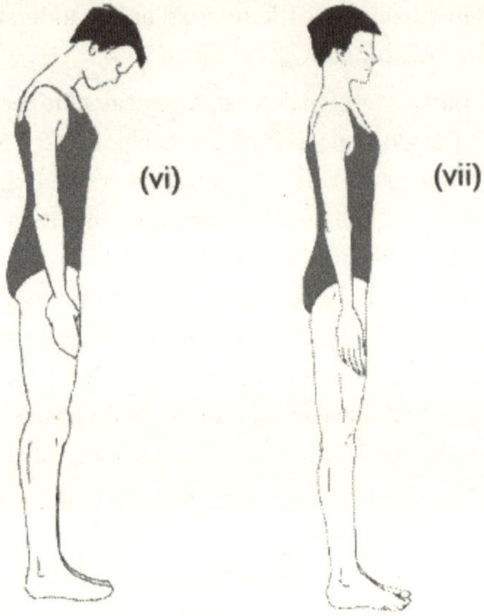

Abbildung 13d: Rückkehr in den Stand

YOGA

Yoga eignet sich hervorragend zur Entgiftung von Körper und Geist. Neben einer Verbesserung der Beweglichkeit verstärkt es ebenso die Sauerstoffanreicherung im Blut, regt den Kreislauf an, verstärkt die Beseitigung von Giftstoffen und fördert die Verdauung.

Führen Sie diese Übungen stets bedacht und zwanglos, ohne Ihren Körper zu überanstrengen, durch. Wie bei Pilates führt die richtige Atmung auch hier dazu, dass Sie die Übungen besser und effektiver durchführen können.

Der Sonnengruß

Die folgende Yoga-Übung ist Aufwärmen und aerobe Übung zugleich – je nach dem, wie schnell Sie diese durchführen. Unabhängig davon, welche Geschwindigkeit Sie für sich wählen, sollten Sie auf synchrones Atmen und Bewegen achten. Jede Bewegung findet während eines Ein- oder Ausatmens statt. Benutzen Sie die Atmung, um das Tempo der Übung zu steigern oder zu verringern. Es gibt viele Versionen des Sonnengrußes; die folgende ist kürzer als die meisten.

1. Stellen Sie sich mit den Füßen in Hüftbreite und den Armen am Körper herunterhängend hin (i). Stellen Sie sich vor, dass Ihr Kopf von einer Kordel nach oben zur Decke gezogen wird.
2. Atmen Sie ein, strecken Sie die Arme zur Seite aus und führen Sie die Handflächen direkt über Ihrem Kopf zusammen. Schauen Sie am Ende des Einatmens zu Ihren Händen hinauf (ii).
3. Atmen Sie aus und beugen Sie sich von den Hüften abwärts nach vorn, um mit den Händen den Boden zu berühren; als Alternative können Sie auch die Rückseite der Oberschenkel erfassen, falls Sie den Boden nicht erreichen können (iii).
4. Atmen Sie ein und beugen Sie die Knie, bis Sie beide Handflächen flach auf den Boden vor den jeweiligen Fuß platzieren können (iv).
5. Atmen Sie aus und springen Sie mit den Füßen oder stellen Sie diese zurück, sodass Sie flach, mit ausgestreckten Beinen, die Füße hüftbreit auseinander, die Zehen gedehnt, mit den Händen flach neben dem Brustkorb und den Ellbogen nach oben auf dem Boden liegen (v).
6. Atmen Sie ein und stellen Sie sich auf alle Viere (vi).
7. Atmen Sie aus und stemmen Sie sich vom Boden ab, drücken Sie die Beine durch und heben Sie die Hüfte an, während der Kopf unten verbleibt, sodass Sie mit dem Fußboden ein Dreieck bilden (vii). Die Fußsohlen sollten dabei auf dem Boden verbleiben. Wenn Sie möchten, können Sie diese Position für drei bis fünf Atemzüge halten, bevor Sie die Abfolge rückwärts wiederholen.

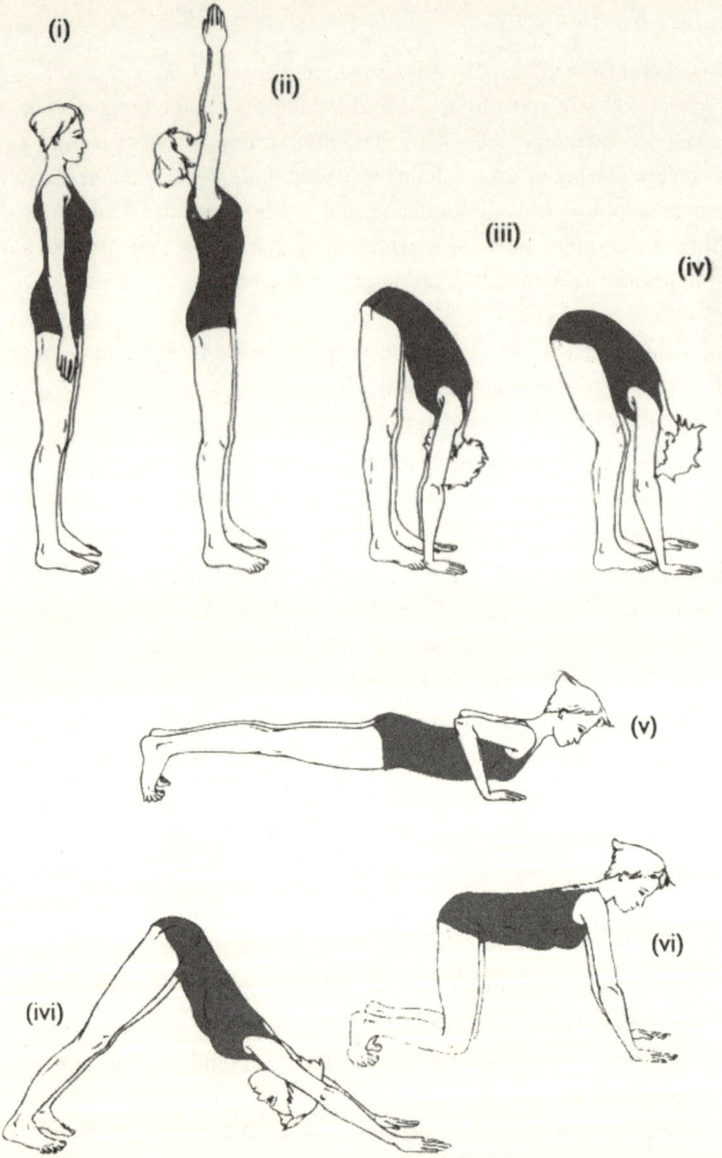

Abbildung 14: Der Sonnengruß

8. Atmen Sie ein und stellen Sie die Füße nach vorn, sodass diese wieder zwischen Ihren Händen stehen – Sie können dabei die Knie beugen. (iv).
9. Atmen Sie aus und strecken Sie die Beine durch, während die Finger weiterhin den Boden bzw. die Hinterseite der Oberschenkel berühren (iii).
10. Atmen Sie ein, richten Sie sich wieder auf und führen Sie die Handflächen durch eine kreisförmige Bewegung der Arme direkt über Ihrem Kopf zusammen. Am Ende dieses Einatmens sollten Sie zu Ihren Händen hinaufschauen (ii).
11. Atmen Sie aus, lassen Sie die Hände an den Seiten herunterfallen und schauen Sie geradeaus (i).

Wiederholen Sie die gesamte Abfolge sooft sie wollen und denken Sie daran, dass die Geschwindigkeit der Atmung die Geschwindigkeit der Übung vorgibt.

Der Übung sollte eine zehnminütige Phase der Entspannung folgen (siehe Entspannung, Seite 102).

Körper-Stretching

1. Stellen Sie sich, mit den Beinen ca. 1m gespreizt und den Zehen nach vorn gerichtet auf.
2. Atmen Sie ein und heben Sie Ihre Arme über den Kopf. Die Ellbogen sollten durchgedrückt sein und die Handflächen sollten sich gegenüberliegen (i). Atmen Sie aus und normal weiter.
3. Drehen Sie nun den rechten Fuß und den Körper nach rechts, halten Sie dabei die Hüften gerade nach vorn gerichtet und stellen Sie den linken Fuß auf eine Linie mit der Ferse des rechten Fußes. Halten Sie die Arme möglichst nahe an den Ohren.
4. Atmen Sie ein und machen Sie mit dem rechten Bein einen Ausfallschritt nach vorn (ii). Atmen Sie aus. Halten Sie den Rücken und das linke Bein und Knie gerade. Atmen Sie tief durch und halten Sie diese Position für fünf Sekunden.

5. Atmen Sie ein und strecken Sie nun das rechte Bein durch. Atmen Sie aus und beugen Sie sich nach vorn; führen Sie dabei die Arme, mit den Handflächen zusammen, nach vorn und halten Sie den Rücken gerade (iii).
6. Atmen Sie ein und beugen Sie das rechte Knie, während Sie die Arme noch weiter ausstrecken. Sie sollten, um die Balance zu halten, Ihr linkes Bein etwas fester auf den Boden drücken. Atmen Sie aus, nehmen Sie einen tiefen Atemzug und halten Sie die Luft für 10-15 Sekunden an. Atmen Sie dann aus.
7. Halten Sie Ihr rechtes Knie weiterhin gebeugt, atmen Sie ein und legen Sie die rechte Hand an der Innenseite des rechten Fußes auf dem Boden ab (iv).
8. Atmen Sie aus und drehen Sie den Körper soweit, bis sich beide Schultern auf einer Linie befinden. Legen Sie dann den linken Arm auf den Rücken.

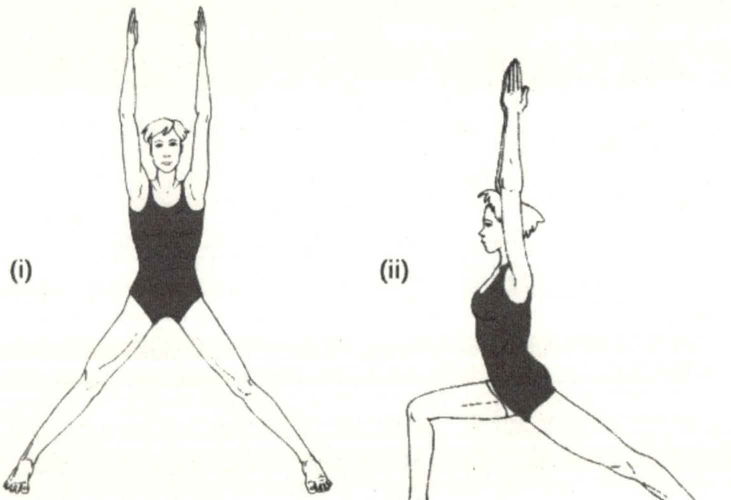

Abbildung 15a: Körper-Stretching

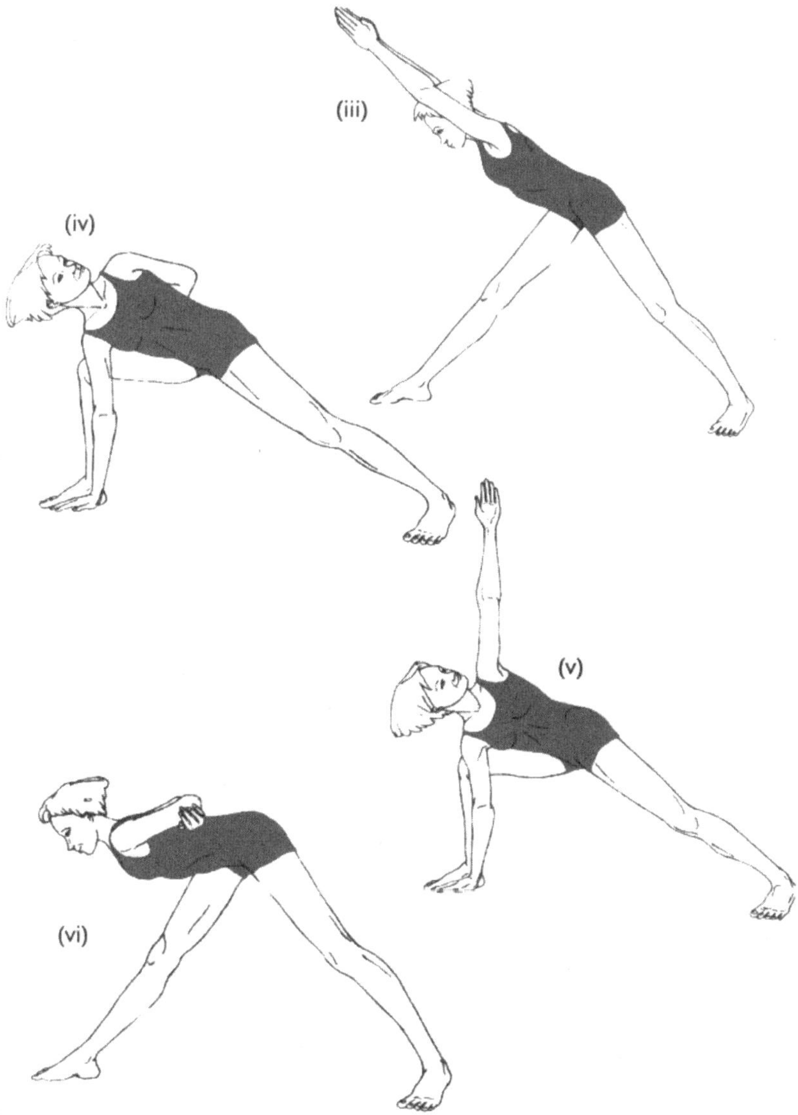

Abbildung 15b: Körper-Stretching

9. Atmen Sie ein und heben Sie den linken Arm, mit der Handfläche nach vorn, in die Höhe. Drehen Sie den Körper, sodass Sie über Ihre linke Schulter blicken können (v). Atmen Sie aus und normal weiter. Strecken Sie den Arm durch und schauen Sie zu Ihrer Hand hinauf.
10. Drehen Sie den Körper zum rechten Bein zurück, strecken Sie dieses durch und fassen Sie die Ellbogen hinter dem Rücken (vi). Neigen Sie den Kopf in Richtung des rechten Knies. Atmen Sie tief durch und halten Sie diese Position für fünf bis zehn Sekunden.
11. Atmen Sie ein und heben Sie den Oberkörper soweit an, bis der Rücken gerade ist. Atmen Sie aus. In den nächsten fünf bis zehn Sekunden sollten Sie wiederum diese Position halten und tief durchatmen.
12. Atmen Sie ein und stellen Sie sich wieder senkrecht auf. Lassen Sie den Kopf nach hinten fallen, um den Nacken zu entspannen. Atmen Sie aus und normal weiter.
13. Wiederholen Sie diese Übung nun für die andere Seite.

Frontbeuge

1. Setzen Sie sich auf den Boden und strecken Sie beide Beine nach vorn aus. Dehnen Sie die Füße, sodass die Zehen in Richtung Ihres Kopfes zeigen.
2. Atmen Sie ein und heben Sie die Arme nahe an den Ohren hoch. Heben Sie die Arme so hoch es geht. Schauen Sie gerade nach oben, halten Sie den Rücken gerade und verteilen Sie Ihr Gewicht gleichmäßig auf beide Gesäßhälften.

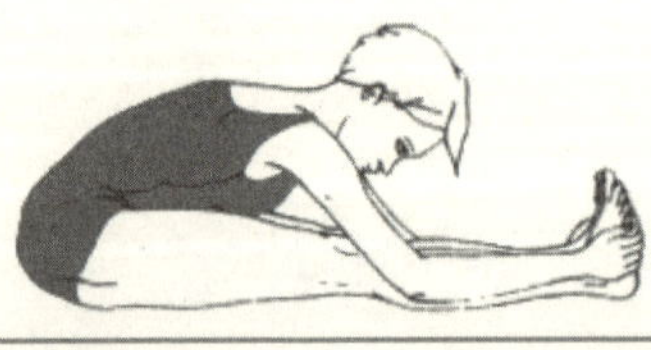

Abbildung 16: Frontbeuge

3. Atmen Sie aus und beugen Sie sich nach vorn. Versuchen Sie, die Füße zu ergreifen (oder die Knöchel, falls Sie die Zehen nicht erreichen können). Bringen Sie den Brustkorb so weit wie möglich zu den Oberschenkeln und legen Sie die Ellbogen neben dem jeweiligen Knie ab. Halten Sie den Rücken gerade und die Schultern entspannt, ohne einen Buckel zu machen.
4. Atmen Sie normal und halten Sie diese Stellung anfänglich für zehn Sekunden. Steigern Sie dies nach und nach bis zu einer Minute.
5. Atmen Sie zum Ende der Übung ein und stehen Sie wieder auf.

Kobra

1. Legen Sie sich, die Arme unter dem Kopf verschränkt, auf den Bauch, den Kopf auf einer Seite und auf den Armen ruhend. Lockern Sie den Bauch, atmen Sie tief und fühlen Sie, wie sich der Bauch beim Atmen leicht vom Boden hochdrückt. Ihre Beine sollten locker und entspannt sein, die Fersen sollten nach außen und die Zehen nach innen gerichtet sein.
2. Führen Sie nun beide Beine zusammen und legen Sie Ihre Stirn auf dem Boden ab. Platzieren Sie die Hände, mit den Handflächen nach unten, direkt unter Ihre Schultern.
3. Atmen Sie ein und heben Sie langsam die Stirn an, bis die Nasenspitze den Boden berührt. Heben Sie den Kopf nun noch weiter an, bis die Nase und dann das Kinn über den Boden geglitten sind.
4. Bewegen Sie das Kinn weiter vorwärts und rollen Sie den Körper dabei langsam hoch und nach hinten. Stellen Sie sich vor, Sie versuchten die Wand hinter Ihnen zu erblicken, indem Sie den Kopf nach hinten kippen. Nachdem Sie so weit wie möglich gekommen sind, atmen Sie normal durch die Nase weiter und halten Sie diese Position für mindestens zehn Sekunden. Sie können diese Zeitspanne nach und nach bis zu einer Minute ausdehnen. Halten Sie die Knie gerade und den Bauchnabel auf dem Boden. Die Arme sollten nicht völlig durchgestreckt sein, um die Schultern entspannt zu halten.

5. Um wieder nach unten zu kommen, rollen Sie den Körper langsam und mit einem Rückenwirbel nach dem anderen, angefangen vom unteren Wirbelsäulenansatz wieder abwärts, bis Ihre Stirn wieder den Boden berührt.

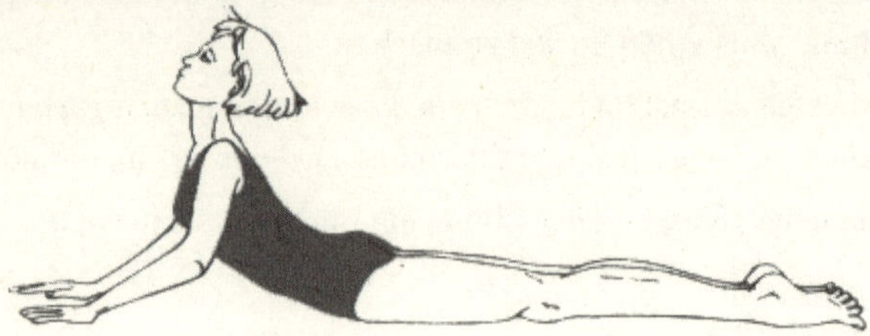

Abbildung 17: Kobra

Entspannung

Beenden Sie Ihre Yoga-Sitzung mit einer Entspannungsphase.

1. Legen Sie sich flach auf den Rücken, strecken Sie die Füße – mit den Zehen nach außen zeigend – und Beine ein stückweit auseinander und richten Sie die Arme in einem Winkel von ca. 45° vom Körper aus. Lockern Sie Ihre Hände und rollen Sie die Finger ein wenig ein. Atmen Sie ruhig und gleichmäßig.
2. Heben Sie nun Ihr linkes Bein 5 cm vom Boden an; spannen Sie die Muskeln an und lockern Sie sie wieder. Lassen Sie Ihren linken Fuß sanft auf den Boden fallen. Wiederholen Sie dies mit dem rechten Bein.
3. Heben Sie den rechten Arm 5 cm vom Boden an, ballen Sie nun eine Faust und lassen Sie ihn dann wieder auf den Boden fallen. Wiederholen Sie dies mit dem linken Arm.
4. Heben Sie nun die Hüften an und spannen Sie dabei die Gesäßmuskeln so stark wie es Ihnen möglich ist an. Lockern Sie dann das Gesäß wieder.

5. Erheben Sie nun den Brustkorb vom Boden, spannen Sie die Brust an und kehren Sie zum Boden zurück.
6. Heben Sie die Schultern an, ziehen Sie diese zusammen und lockern Sie sie wieder.
7. Rollen Sie den Kopf langsam von einer Seite auf die andere und führen Sie dabei zunächst das eine und dann das andere Ohr auf den Boden. Wiederholen Sie dies zwei oder drei Mal für jede Seite und bringen Sie den Kopf dann wieder zur Mitte zurück.
8. Arbeiten Sie sich nach und nach an allen Körperpartien entlang: Zehen, Beine, Oberschenkel, Bauch, Gesäß, Brustkorb, Finger, Arme, Schultern, Nacken, Gesicht, Kiefer, Wangen, Augen, Stirn und Schädel. Zuletzt sollten Sie den Geist entspannen und fünf Minuten oder länger entspannt daliegen.

WALKING

Ihre Entgiftung wird durch tägliches Walking und frische Luft stark verbessert. Dies kann so flott oder so gelassen sein, wie Sie es möchten. Wenn Sie sich für flottes Walking entscheiden, nutzen Sie die folgende Checkliste, um zielbewusst Ihre Technik aufzuwerten. Wärmen Sie sich zunächst auf, indem Sie in langsamem Tempo walken, danach das Tempo erhöhen und wieder senken, um wieder abzukühlen.

1. Nehmen Sie dabei eine vernünftige Körperhaltung an.
2. Halten Sie den Kopf oben und das Kinn gerade.
3. Halten Sie die Schultern und die Hüfte auf einer Linie.
4. Strecken Sie den Brustkorb nach vorn.
5. Schwingen Sie die Arme in einem Winkel von 90°.
6. Atmen Sie durch den Mund und nicht durch die Nase.

– KAPITEL 7 –

Verstärkung der Entgiftung durch Nahrungsergänzungen

Es gibt eine Reihe von Kräutern und Nahrungsergänzungen, welche den Entgiftungsprozess fördern. Ein Großteil der Fachleute rät zwar von der Einnahme von Nahrungsergänzungen bei Saftkuren oder Wasserfasten ab, jedoch können manche Stoffe durchaus in längerfristige Programme integriert werden. Diesen Ergänzungen kommt in keinem der Entgiftungsprogramme dieses Buches eine größere Rolle zu, jedoch sind Sie vielleicht interessiert, in welcher Weise sie für bestimmte Beschwerden nützlich sind, oder auch nur, in welcher Weise sie den Entgiftungsprozess im Rahmen einer normalen Diät unterstützen können. Wie dem auch sei, falls Sie sich für ein längerfristiges Entgiftungsprogramm entschieden haben und eine der folgenden Ergänzungen einnehmen möchten, beachten Sie bitte – besonders bei den Kräutern – die Richtlinien zur Einnahme sorgfältig. Es kann sich ebenfalls bezahlt machen, einen professionellen Anwender um Rat zu fragen, welche Nahrungsergänzungen und in welcher Dosierung für Sie von Nutzen sein könnten.

Kräuter

Aloe Vera

Diese Pflanze ist ein antikes Heilmittel. Die Flüssigkeit aus den Blättern wird in der Kosmetik als natürliche Feuchtigkeitscreme genutzt und kann leichte Verbrennungen, Sonnenbrand oder Insektenstiche lindern.

Aloe Vera-Saft kann, innerlich angewendet, die Verdauung anregen und Verstopfungen auflösen.

Einnahme

- in Form von Saft oder Tabletten; beachten Sie die Anweisungen des Herstellers.

Vorsicht: Einige Kräuterkenner warnen vor der Einnahme von Aloe Vera während der Schwangerschaft.

Artischocken

Diese wurden schon vor Jahrhunderten von den Römern und Griechen bei Verdauungsproblemen benutzt. Sie beinhalten einen Stoff namens Cynarin, welches die Funktionen von Galle und Leber unterstützt, die wiederum essentiell für den Entgiftungsprozess sind.

Einnahme

- als Tinktur; beachten Sie die Anweisungen des Herstellers.

Astragalus

Diese Kräuter mit süßem Geschmack werden seit langer Zeit in der traditionellen Medizin zur Anregung des Immunsystems, der Lungen und der Leberfunktionen benutzt.

Einnahme

- als Tinktur; beachten Sie die Anweisungen des Herstellers.

Bärentraube

Diese antibakteriellen Kräuter bilden die klassische Behandlung bei Erkrankungen der Harnwege, besonders bei Blasenentzündungen. Es wirkt ebenso harntreibend (steigert den Urinfluss) und hilft dem Körper auf diese Weise, Giftstoffe loszuwerden.

Einnahme

- als Tabletten; beachten Sie die Anweisungen des Herstellers.

Klette

Die Wurzeln beinhalten eine klebrige Substanz, welche eine beruhigende Wirkung auf den Magen hat. Auf milde Weise harntreibend und entgiftend.

Einnahme

- als Tinktur; beachten Sie die Anweisungen des Herstellers.

Kamille

Dies ist seit Jahrhunderten ein Heilmittel, welches die Nerven, Beklemmungen und Anspannungen besänftigt. Sie kann ebenso bei Magenverstimmungen hilfreich sein, Menstruationskrämpfe lindern und das Immunsystem anregen. Indem es leicht harntreibend wirkt, kann es hilfreich sein, um Wasseransammlungen abzubauen.

Einnahme

- als Tinktur; beachten Sie die Anweisungen des Herstellers.
- als Tee.

Cayenne

Cayenne beinhaltet Vitamin B-Komplex und Vitamin C und ist ein effektiver Schmerzstiller. Es hilft, den Anteil des ungünstigen LDL- („low-density lipoprotein“ = Lipoprotein niedrigster Dichte) Cholesterins abzubauen und regt die Verdauung sowie den Kreislauf an. Es ist ebenso ein Blut- und Gewebereiniger und verstärkt den Wasserausstoß und das Schwitzen.

Einnahme

- als Tabletten oder Tinktur; beachten Sie die Anweisungen des Herstellers.

Sellerie

Dieses alte Heilmittel kann den Blutdruck senken, die Nieren pflegen und wirkt ebenso harntreibend. Das Trinken von Selleriesaft fördert die Menstruation; aus diesem Grunde wird während der Schwangerschaft von der Einnahme abgeraten.

Einnahme

- trinken Sie täglich 150 ml frischen Saft, im Verhältnis 50:50 mit Mineralwasser verdünnt.

Vorsicht: Vermeiden Sie die Einnahme während einer Schwangerschaft.

Koriander

Die Einnahme dieser Kräuter fördert die Verdauung und regt den Appetit an. Als Tee 30 Minuten vor dem Essen eingenommen, reduziert er Flatulenzen.

Einnahme

- als Tee; lösen Sie einen Teelöffel gemahlenen Koriander in 250 ml kochendem Wasser auf. Fünf Minuten ziehen lassen.

Löwenzahn

Löwenzahn wird von europäischen und chinesischen Kräuterkennern angewendet und entfaltet eine harntreibende, den Urinfluss steigernde Wirkung. Dadurch, sowie durch seinen hohen Kaliumgehalt, hilft er, hohen Blutdruck zu senken und reinigt die Leber und das Blut.

Einnahme

- als Tinktur; beachten Sie die Anweisungen des Herstellers.

Echinazin

Diese Kräuter sind wahre Alleskönner, sie helfen bei bakteriellen, Pilz- und Virus-Infektionen. Die Hauptaufgabe dieser Kräuter liegt darin, das Immunsystem anzuregen, es wirkt aber ebenso als Reinigungsmittel für die Lymphen.

Einnahme

- als Tinktur oder Tabletten; beachten Sie die Anweisungen des Herstellers.

Fenchel

Unterstützt die Verdauung, reduziert Flatulenz und wirkt leicht entwässernd. Dazu reinigt es die Nieren.

Einnahme

- als Tinktur; beachten Sie die Anweisungen des Herstellers.
- als Tee: Lösen Sie zwei Teelöffel Fenchelsamen in 250 ml heißem Wasser. Der Tee sollte fünf Minuten lang ziehen.

Vorsicht: Vermeiden Sie die Einnahme während einer Schwangerschaft.

Knoblauch

Reinigt das Blut, baut den Pegel des ungünstigen LDL-Cholesterins ab, während es den Pegel des günstigen HDL-Cholesterins steigert. Es ist ebenso ein natürliches Antibiotikum.

Einnahme

- als Kapseln oder als Tinktur; beachten Sie die Anweisungen des Herstellers.
- als frische Knoblauchzehe; nehmen Sie täglich eine Zehe.

Ingwer

Traditionell genutzt, um Übelkeit und Reisekrankheit zu lindern, wird Ingwer vermehrt zur Behandlung von morgendlicher Übelkeit verwendet. Es hilft ebenso bei Flatulenz und entfaltet eine warme, Schwitzen veranlassende Wirkung.

Einnahme

- als Tinktur, Kapseln oder Tabletten; beachten Sie die Anweisungen des Herstellers.
- als Sud.

Kanadische Gelbwurzel

Treibt die Entgiftung voran und reinigt Blut, Leber, Nieren und Haut. Ihre Wirkung ist jedoch so stark, dass sie dazu neigt, neben den schlechten auch die guten Bakterien zu beseitigen. Aus diesem Grunde sollte sie niemals länger als einen Monat eingenommen werden und im darauffolgenden Zeitraum durch Probiotika – Nahrungsergänzungen aus gesunden Bakterienkulturen, welche die Gesundheit des Darms stützen – ergänzt werden.

Einnahme

- als flüssige Tinktur; beachten Sie die Anweisungen des Herstellers.

Vorsicht: Nehmen Sie die kanadische Gelbwurzel nicht länger als einen Monat ein; vermeiden Sie die Einnahme während einer Schwangerschaft, da es die Gebärmuttermuskeln stimuliert.

Wacholder

Dieses starke Harntreibmittel wird traditionell zur Behandlung von Blasenentzündungen, Entzündungen der Nieren, Gicht und Arthritis verwendet.

Einnahme

- als Tinktur; beachten Sie die Anweisungen des Herstellers.

Vorsicht: Vermeiden Sie die Einnahme während einer Schwangerschaft.

Süßholz

Der Hauptbestandteil von Süßholz, Glycyrrhizin, ist ca. 50 Mal süßer als Zucker. Süßholz lindert Entzündungen, bessert menstruale Unregelmäßigkeiten, verkürzt den Heilungsprozess von Bauchmuskelverletzungen und entgiftet die Leber.

Einnahme

- als Tabletten; beachten Sie die Anweisungen des Herstellers.

Vorsicht: Vermeiden Sie die Einnahme während einer Schwangerschaft oder falls Sie hohen Blutdruck oder eine Nierenschwäche aufweisen und wenn Sie das Herzmedikament Digoxin einnehmen.

Mariendistel

Ein ergiebiges Mittel zur Stärkung und zum Schutz der Leber. Sie hilft ebenfalls, neue Leberzellen zu bilden und die Leber zu entgiften und wird häufig gegen Kater empfohlen.

Einnahme

- als Tinktur o. Tabletten; beachten Sie die Anweisungen des Herstellers.

Petersilie

Petersilie kann die Menstruation anregen und Menstruationskrämpfe lindern, jedoch ist ihre Hauptaufgabe die Entgiftung. Zusätzlich hilft sie bei Nieren- und Blasenproblemen, lindert Bauchschmerzen, Flatulenzen und Verstopfungen und regt den Urinfluss an.

Einnahme

- als Tinktur; beachten Sie die Anweisungen des Herstellers.

Vorsicht: Vermeiden Sie die Einnahme während einer Schwangerschaft.

Pfefferminze

Lange Zeit als abschwellendes Mittel gegen Erkältung benutzt, ist die Pfefferminze ein ergiebiges Antikrampfmittel, ebenfalls gut bei Bauchschmerzen, Flatulenzen, Übelkeit und Darmverstimmungen.

Einnahme

- als Kapseln oder Tabletten; beachten Sie die Anweisungen des Herstellers.
- als Tee.

Rosmarin

Rosmarin ist ein antiseptisches, entzündungshemmendes und antimikrobielles Mittel; einige Studien weisen darauf hin, dass es bei der Behandlung eines toxischen Schocksyndroms hilfreich sein kann. Es mildert ebenfalls Migränebeschwerden, Spannungskopfschmerzen und Depressionen und regt den Kreislauf und die Verdauung an, während es auch Flatulenzbeschwerden lindert.

Einnahme

- als Tinktur; beachten Sie die Anweisungen des Herstellers.
- als Tee.

Salbei

Neben seiner antiseptischen und entzündungshemmenden Wirkung kann der Salbei die Muskeln entspannen, Verdauungsprobleme beseitigen und Stress bekämpfen.

Einnahme

- als Tinktur; beachten Sie die Anweisungen des Herstellers.
- als Tee.

Vorsicht: Vermeiden Sie Salbei in der Schwangerschaft, da größere Dosen toxisch sind.

Thymian

Der antiseptische Thymian wird traditionell zur Behandlung von Atembeschwerden verwendet. Er eignet sich gut als Schleimlöser und hilft so bei Lungenkongestionen und Infektionen.

Einnahme

- als Tinktur; beachten Sie die Anweisungen des Herstellers.

Kurkuma

Diese scharfen Kräuter werden in Asien seit Jahrhunderten zur Behandlung von Magenproblemen genutzt. Kurkuma fördert den Gallenfluss und hilft dem Körper, Fett effektiv zu verdauen. Es regt ebenso den Kreislauf an.

Einnahme

- als Tabletten; beachten Sie die Anweisungen des Herstellers.

ZUBEREITUNG EINES KRÄUTERTEES

Eine einfache Möglichkeit, Kräuter zu verwenden, ist die Zubereitung eines Kräutertees mittels einer der zwei folgenden Methoden: Aufgießen oder Abkochen. Beim Aufgießen bedient man sich der Blüten und Blätter der Pflanze; beim Abkochen greift man auf die Wurzeln, die Rinde, die Zweige oder die Beeren zurück. Unabhängig von der Methode, die Sie nutzen, sollte der Tee am besten am gleichen Tag, an dem er hergestellt wurde, getrunken werden, kann aber auch für 24 Stunden im Kühlschrank aufbewahrt werden.

Die folgenden Rezepte sind auf die Standardmenge von drei Tassen pro Tag ausgerichtet.

Aufgießen

30 g getrocknete oder 75 g frische Kräuter

½ l Wasser

Zubereitung

1. Geben Sie die Kräuter in eine Teekanne mit verschließbarem Deckel.
2. Gießen Sie das kochende Wasser auf; das kochende Wasser wird die wichtigen Öle der Kräuter freisetzen.
3. Lassen Sie den Tee zehn Minuten ziehen.
4. Gießen Sie ihn durch ein Nylon- oder Teesieb in eine Tasse. Füllen Sie den restlichen Tee in ein Gefäß, verschließen Sie es und bewahren Sie ihn an einem kühlen Ort auf.

Abkochen

30 g getrocknete oder 60 g frische Kräuter

¾ l Wasser

Zubereitung

1. Geben Sie die Kräuter in einen beschichteten Topf oder Keramiktopf.
2. Gießen Sie das kalte Wasser darüber.
3. Bringen Sie es zum Kochen und lassen Sie es bis zu einer Stunde lang sieden, bis ungefähr ein Drittel der Menge verdunstet, also ca. ½ l verblieben ist.
4. Gießen Sie den Tee durch ein Nylon- oder Teesieb in eine Tasse. Füllen Sie den restlichen Tee in ein Gefäß, bedecken Sie es und bewahren Sie ihn an einem kühlen Ort auf.

Ergänzungen

Flohsamen

Zusammen mit Wasser bilden diese Wegerich-Samen eine weiche, dicke Masse, welche, während sie durch den Verdauungstrakt wandert, sanft die inneren Wände reinigt. Amerikanische Untersuchungen ergaben, dass Flohsamen Giftstoffe binden und diese den sich an den Wänden des Dickdarms ansammelnden Schleim entfernen. Leinsamen haben einen ähnlichen Effekt. Beides sollte stets mit einem großen Glas Wasser eingenommen werden.

Einnahme

- Flohsamen: als Pulver oder Kapseln; beachten Sie die Anweisungen des Herstellers.
- Leinsamen: als ganze Samen; beachten Sie die Anweisungen des Herstellers.

Spirulina

Dies ist eine blau-grüne Süßwasseralge und eine der nährstoffreichsten Pflanzen auf der Welt. Sie ist voll mit Proteinen und im Gegensatz zu den meisten Proteinen, welche Säure bildend sind, sind die Proteine der Spirulina Basen bildend. Dies ist während einer Entgiftung besonders wichtig, wenn Sie Ihren Körper so basisch wie möglich halten wollen. Die Spirulina ist ebenso ein wirksames Antioxidationsmittel und reich an essentiellen Fettsäuren, die wiederum helfen, neue Zellwände zu bilden – denn gesunde Zellwände sind ein entscheidender Teil des Körperreinigungsprozesses.

Einnahme

- Als Tabletten, Kapseln oder Pulver; beachten Sie die Anweisungen des Herstellers.

Weizengras und Gerstengras

Im Altertum wurden junge Getreidepflanzen als Delikatesse angesehen. Im Gegensatz zu den ausgewachsenen Pflanzen, haben Sie einen süßen Geschmack und sind eine hervorragende Quelle für Mineralstoffe, Vitamine, Enzyme und Proteine. Sie helfen, das Blut zu reinigen und unterstützen die Leber bei der Beseitigung von Giftstoffen.

Einnahme

- als getrockneter Saft in einem Glas mit frischem Gemüsesaft; beachten Sie die Anweisungen des Herstellers.
- als Kapseln; beachten Sie die Anweisungen des Herstellers.

Seegräser

Angereichert mit zahlreichen wichtigen und stark absorptionsfähigen Spurenelementen, verfügen Seegräser ebenso über einen hohen Jod-Anteil, welcher die Stoffwechselprozesse im Körper anregt. Manche bilden eine reichhaltige Alginat-Quelle, einen Ballaststoff, der im Körper Schwermetalle bindet und diese entfernt.

Einnahme

- als Seetang-Pulver; beachten Sie die Anweisungen des Herstellers.
- als Seegras wie Nori, Dulse, Kombu, Wakami und Arame in Suppen, Salaten und Aufläufen.

Vorsicht: Falls Sie Schilddrüsenbeschwerden haben, ziehen Sie Ihren Hausarzt zu Rate, bevor Sie diese Seegräser in Ihre Ernährung miteinbeziehen.

Wasser

Ihr Körper besteht ca. zu 70% aus Wasser. Ohne jegliche körperliche Aktivität verliert Ihr Körper nahezu 600 ml Wasser pro Tag allein durch das Atmen und leichte Transpiration – und mehr, falls Sie in einem tropischen Klima leben oder Ihren Körper während einer Entgiftung aktiv zum Schwitzen anregen. Dieser Verlust ist ein zentraler Bestandteil des körpereigenen, natürlichen Entgiftungsprozesses.

Wasser bildet eines der wichtigsten Elemente jedes Entgiftungsprogramms. Es schwächt Giftstoffe und hilft Ihrem Körper, diese durch die Haut und durch die Nieren auszuscheiden. Es verbessert ebenso Ihre Fähigkeit, während des Sports zu schwitzen.

In allen Entgiftungsprogrammen in diesem Buch wird von Ihnen verlangt, dass Sie mindestens 2 l Wasser pro Tag zu sich nehmen. Denn Sie sollen sich nicht durstig fühlen, da Sie bereits dehydriert sein könnten und Ihr Energiehaushalt erschlafft sein könnte.

– KAPITEL 8 –

Entgiftung Ihrer Wohnung

Feng Shui

Haben Sie sich jemals gefragt, warum Sie sich in manchen Häusern leichter entspannen können als in anderen? Sind es die besonders weichen Sofas? Die hellen, luftigen Räume? Ein Haus ist die direkte Erweiterung seiner Bewohner. Es ist Ihr größerer Körper, sagen Feng Shui-Anwender, welche der Ansicht sind, dass die Atmosphäre eines Hauses oder sogar eines Raumes das körperliche, emotionale und spirituelle Wohlbefinden beeinflusst.

Feng Shui ist die altertümliche chinesische Kunst und Wissenschaft der Platzierung. So wie ein Akupunkteur Krankheit durch die Korrektur des Flusses der Körperenergie (chin. „chi", jap. „qi", ind. „prana") mit Nadeln behandelt, so leiten Feng Shui-Anwender den Energiefluss in Ihrem Haus um, damit eine ausgeglichene und gesunde Umgebung entsteht. Aus diesem Grunde wird Feng Shui häufig auch als ‚Akupunktur für Gebäude' bezeichnet.

Gutes Chi fließt an einem gemütlichen Ort und wandert am besten durch Kurven und an sanften Formen entlang. Gerade Linien und scharfe Kanten bewirken, dass es zu schnell fließt und nachteilige „geheime Pfeile" bildet. Ebenso können physische Hindernisse, welche den Fluss des Chi blockieren, zu Problemen führen.

Diese geheimen Pfeile können in Ihrem Zuhause durch scharfe Kanten von Möbeln oder lange enge Durchgänge hervorgerufen werden.

Schlecht positionierte Möbel und alltägliche Unordnung – Stapel von Zeitungen und Magazinen, Kisten mit alten Kleidungsstücken, etc. – können den Fluss des Chi blockieren, was wiederum zu einer Beeinträchtigung Ihrer Gesundheit und Ihrer Beziehungen führen kann. Obgleich es zur Förderung Ihres persönlichen Chis hilfreich ist, sich in Acht zu nehmen, nahrhaftes Essen zu sich zu nehmen, sich ausreichend Schlaf zu gönnen, Sport zu treiben und sich zu entgiften, werden all Ihre Vorhaben erschwert, wenn Sie dies in einem Zuhause voll mit stagnierender, blockierter Energie durchführen.

RAUMREINIGUNG

Die Energie breitet sich in einem Raum vom Zentrum her aus und bleibt in den Ecken hängen. Nach einiger Zeit häuft sie sich an diesen Stellen an und bildet ein energetisches Äquivalent zu Spinnweben und Staub. Diese elektromagnetische Energie entspricht der im menschlichen Körper befindlichen Energie. Der erste Schritt zur Raumreinigung ist die Beseitigung von Unordnung. Im Feng Shui werden Unordnung und Aufbewahrung als zwei Seiten derselben Medaille angesehen, ihnen wird jedoch eine unterschiedliche Energieform zugeschrieben. Unter Unordnung fallen zum Beispiel Kommoden und Koffer, welche mit alten Kleidungsstücken gefüllt sind, die nicht mehr passen oder aus der Mode gekommen sind. Unter Aufbewahrung versteht man dagegen zum Beispiel Winterkleidung, die im Sommer weggeräumt wird. Stapel alter Magazine sind Unordnung. Eine geordnete Sammlung alter Ausgaben ist Aufbewahrung. Zeitungen, Bücher, Schallplatten, Kassetten und Photos können, wenn Sie diese nicht ordnen, diese Unordnung bilden. Diese simple Aufgabe kann in Ihrem Leben einen großen Unterschied ausmachen. Eine Unordnung erinnert an eine nicht erledigte Arbeit und wird Ihre Energiereserven belasten. Sie blockiert den Energiefluss in Ihrem Zuhause und dehnt dies auch auf Ihr Leben aus. Das Ziel von Feng Shui ist es, ein Zuhause zu kreieren, das mit gesunder, frei-fließender Energie erfüllt ist.

Unter Unordnung versteht man:

- Gegenstände, die Sie behalten, obwohl diese in Ihrem Leben keinerlei Rolle spielen, jedoch Ihren Energiepegel stagnieren lassen.
- Nützliche Dinge, die Sie jedoch nicht unterbringen können.
- Zu viele Gegenstände auf zu kleinem Raum.
- Nicht fertiggestellte Projekte, welche wertvollen Raum in Ihren Gedanken einnehmen.
- Ungewollte oder unbrauchbare Geschenke.

Sie wissen, dass es sich um Unordnung handelt, wenn Sie sich selbst bereits gesagt haben:

- „Es könnte irgendwann einmal nützlich sein."
- „Es ist noch so gut wie neu."
- „Es wird in einigen Jahren sehr wertvoll sein."
- „Ich besitze es schon sehr lange."

Reinigen Sie Ihr Zuhause, um:

- „Festgefahrenheit" in Ihrem Leben zu beseitigen. Wenn Sie sich in Ihrem Leben festgefahren haben, wird es eine entsprechende Blockade in Ihrem Zuhause geben.
- wiederkehrende Probleme beizulegen.
- die Energie der Vorgänger loszuwerden.
- die eigenen Energiefelder zu reinigen.

Rituale zur Raumreinigung

Sie können außerdem ein Ritual zur Reinigung des Raumes durchführen. In dieser Hinsicht gibt es viele Möglichkeiten, wie:

- das Entzünden einer Kerze

- das Verbrennen von Weihrauch
- das Entzünden eines Räucherstäbchens

Das folgende Ritual basiert auf einer balinesischen Anwendung, welche Feng Shui-Lehrerin Karen Kingston in Ihren Workshops lehrt.

Vorbereitung

- Falls Sie dem Vorgang gegenüber unsicher oder ängstlich eingestellt sind, führen Sie ihn nicht durch.
- Fragen Sie stets nach Erlaubnis, bevor Sie den Raum einer anderen Person reinigen.
- Reinigen Sie dann den Raum, wenn Sie sich selbst gut und gesund fühlen.
- Reinigen Sie den Raum allein oder mit Menschen, die verstehen, was Sie dort tun.
- Führen Sie keine Raumreinigung durch, wenn Sie schwanger sind, sich in der Menstruation befinden oder offene Wunden haben.
- Denken Sie an die Energie, die Sie einbringen wollen, vorzugsweise für die ganze Familie.
- Befreien Sie den Raum zunächst von Gerümpel.
- Baden oder duschen Sie vor der Zeremonie.
- Bewahren Sie jegliche Nahrungsmittel und Getränke in luftdichten Behältnissen auf; die Raumreinigung würde Sie ansonsten verderben.
- Entfernen Sie Ihren Schmuck.
- Bedecken Sie gegebenenfalls das Aquarium oder wechseln Sie nach der Zeremonie das Wasser.
- Gehen Sie barfuss. Im Winter können Sie Schuhe mit natürlicher Sohle (kein Gummi oder Kunststoff) tragen.

Durchführung

1. Gehen Sie Ihre Magazine und Zeitungen durch und entscheiden Sie, welche Sie behalten und welche Sie wegwerfen können. Legen Sie

die Zeitschriften, die Sie behalten wollen, besser in Ordnern ab, anstatt sie zum Beispiel einfach irgendwo zu stapeln.

2. Sehen Sie Ihre Garderobe durch und sortieren Sie alte Kleidungsstücke aus. Werfen Sie alles weg, was befleckt ist oder Ihnen nicht mehr passt oder was Sie seit mehr als zwei Jahren nicht mehr getragen haben.
3. Seien Sie beim Aufräumen der Küche unbarmherzig, denn hier sammelt sich häufig ein großes Durcheinander an. Werfen Sie alle Konservendosen oder Pakete weg, deren Verfallsdatum abgelaufen ist.
4. Widmen Sie sich ebenso Ihrem Badezimmerschrank und sortieren Sie abgelaufene Medikamente und Vitaminpräparate aus.
5. Räumen Sie nun Ihr Haus von oben bis untenauf, bis es blitzt.
6. Vertreiben Sie nun die stagnierende Energie durch Klatschen mit den Händen aus den Ecken, wo sich diese oft ansammelt. Krempeln Sie die Ärmel hoch. Stellen Sie sich in die erste Ecke, heben Sie die Arme und klatschen Sie drei Mal, wobei Sie die Arme mit jedem Mal ein wenig senken. Sammeln Sie die Energie und bringen Sie diese zur nächsten Ecke. Wiederholen Sie das Durchgeführte in dieser Ecke. Fahren Sie damit solange fort, bis Sie jede Ecke „ausgeklatscht" haben. Während Sie sich durch den Raum bewegen, wird sich der Klang Ihres Klatschens von dumpf zu knackig verändern. Geschieht dies nicht, sollten Sie nochmals im Raum umhergehen.
7. Nehmen Sie nun eine kleine Handglocke mit einem klaren, puren Ton, welchen Sie mögen, um einen „Klangkreis um den Raum zu spannen". Beginnen Sie an der Tür, läuten Sie die Glocke und gehen Sie rundum durch den Raum. Immer wenn der Glockenton zu verstummen droht, läuten Sie die Glocke erneut. Wenn Sie nun wieder an der Tür ankommen, malen Sie eine „8" in die Luft. Dies zeigt der Energie an, sich in die Ewigkeit zu begeben.

Stellen Sie, wenn Sie einen Keller bzw. ein Kellergeschoss haben, sicher, dass Sie diese Räume ebenso reinigen.

Die beste Zeit, um in Ihrem Zuhause eine Raumreinigung durchzuführen ist:

- tagsüber
- zwischen einem Voll- und Neumond
- wenn es unwahrscheinlich ist, dass Sie gestört werden

Hilfsmittel für Feng Shui

Spiegel

Gut platzierte Spiegel ermöglichen es der Energie, zu fließen und das Raumempfinden zu steigern. Beachten Sie jedoch folgendes:

- Bringen Sie einen Spiegel auf keinen Fall so im Schlafzimmer an, dass Sie sich selbst sehen können, wenn Sie im Bett liegen.
- Bringen Sie keinen Spiegel direkt gegenüber zur Badezimmertür an.
- Benutzen Sie keine kleinen Spiegelkacheln im Wohnzimmer, da diese Ihr Bild in hundert Einzelteile zerlegen.
- Bringen Sie einen Spiegel in der Küche keinesfalls so an, dass er den Abfalleimer wiederspiegelt.

Das Platzieren von Spiegeln zu beiden Seiten Ihrer Eingangstür kann neue Energie in Ihr Leben bringen. Dies ist ebenfalls hilfreich, falls Ihre Eingangstür auf eine Mauer oder Straßenecke zeigt und die Energie aus diesem Grunde stagniert und weder frei noch gleichmäßig fließen kann – dies ist das Feng Shui-Äquivalent zu einem schlechten Blutkreislauf.

Kristalle

Im Feng Shui werden zwei Typen von Kristallen benutzt, um den Energiefluss anzuregen: Glaskristalle und solche, die aus Rohmineralien wie Amethyst, Turmalin oder Rosenquarz gewonnen wurden.

Schnelle Hilfe

Falls es einen Bereich in einem Raum gibt, in welchem stagnierendes Chi ein tief verwurzeltes Problem darstellt, so platzieren Sie einen der folgenden Gegenstände im Raum, um in dieser Region positives Chi anzuziehen. Grundsätzlich wird alles, was Sie mögen, positives Chi anziehen. Doch bedenken Sie, dass zu viel Chi auch Probleme verursachen kann, also übertreiben Sie es besser nicht.

- Licht
- Wasser – insbesondere sich bewegendes Wasser, wie bei einem Aquarium oder einem Brunnen
- lebende Objekte – Fische, Vögel
- Pflanzen und Blumen
- Spiegel
- Bewegung – Windspiele oder Mobiles
- starke Farben
- Kristalle
- schöne Objekte

ENTGIFTEN DER RÄUME IN IHREM ZUHAUSE

Was nun folgt, sind einfache Richtlinien und grundlegende Prinzipien, welche Ihnen helfen, Ihre Räume zu entgiften – folgen Sie aber auch Ihrer Intuition und handeln Sie so, wie Sie es für richtig halten. Jeder Bereich Ihres Zuhauses besitzt eine unterschiedliche Energie. Hinsichtlich der Entgiftung sollten Sie sich auf die Räume konzentrieren, in welchen Sie sich in der Regel die meiste Zeit über aufhalten: Das Schlafzimmer, die Küche, das Badezimmer und das Wohnzimmer.

Das Schlafzimmer

Gutes Feng Shui im Schlafzimmer kann den Unterschied zwischen einem guten und einem schlechten nächtlichen Schlaf ausmachen. Sie verbringen gut ein Drittel Ihres Lebens schlafend, daher sollte in Ihrem Schlafzimmer alles so arrangiert sein, dass Ihr Eindruck vor dem Einschlafen ein entspannter, ruhiger und geordneter ist, was sich positiv auf Ihren Schlaf auswirken wird.

Wenn Sie in einer Partnerschaft sind, kann gutes Feng Shui ebenfalls Ihre Fröhlichkeit verbessern. Gutes Feng Shui im Schlafzimmer fördert auch Beziehungen am Arbeitsplatz sowie die Gesundheit.

Verbesserungsvorschläge:

- Stellen Sie Ihr Bett so auf, dass die Bettwäsche leicht zu wechseln ist.
- Stellen Sie nach Möglichkeit Ihr Bett in die gegenüberliegende Ecke zur Tür, jedoch nicht notwendigerweise gegen die Wand. Dies vermittelt ein Gefühl von Freiraum um das Bett herum und bietet einen Blick über das gesamte Zimmer.
- Wählen Sie runde oder ovale Spiegel, um ein harmonisches Gefühl zu erwirken.
- Wählen Sie Beistelltische, Regale, Schränke, etc. mit abgerundeten Kanten.
- In einem L-förmigen Raum, welcher recht ungünstig ist, sollten Sie das Bett im großen Teil aufstellen und einen Spiegel im kleineren Teil anbringen. Dies wirkt der L-Form symbolisch entgegen.
- Vermeiden Sie es, Bücher oder Papierstapel auf Nacht- oder Kosmetiktischen liegen zu lassen.
- Vermeiden Sie es, Wäschekörbe mit schmutziger Wäsche zu überfüllen.
- Vermeiden Sie es, Ihr Bett so aufzustellen, dass es Schranktüren blockiert.
- Stellen Sie Ihr Bett nicht unter einem großen Fenster auf.
- Vermeiden Sie Blumen und besonders Topfpflanzen im Schlafzimmer; sie zerstören die Romantik und das Glück.
- Hängen Sie einen Spiegel auf keinen Fall so auf, dass er Sie widerspiegelt, wenn Sie im Bett liegen; dies würde Ihren Schlaf stören. Spiegel verbreiten Energie, das Gegenteil von dem, was Sie während der Nacht tun.
- Spiegel, die Sie oder Ihren Partner während des Schlafs widerspiegeln, verursachen Missverständnisse und Diskussionen. Dies gilt übrigens für alle Objekte mit spiegelnder Oberfläche. Wenn Sie ein Fernsehgerät in Ihrem Zimmer haben, bedecken Sie den Bildschirm bevor Sie ins Bett gehen.

Die Küche

Dies ist der wichtigste Raum in einem Haus. Dort werden die Mahlzeiten zubereitet und sie symbolisiert Wohlstand, Gesundheit und Wohlbefinden im Haus. Einer der wichtigsten Aspekte von gutem Feng Shui in der Küche ist die Stellung des Herds. Er sollte nicht direkt gegenüber der Spüle aufgestellt werden, da ansonsten die Elemente Feuer und Wasser aufeinanderprallen. Ein Ofen, der neben der Spüle steht, wird diesen Konflikt zwischen den Elementen Feuer und Wasser, heiß und kalt, ebenfalls auslösen. Platzieren Sie eine Pflanze auf der Arbeitsplatte oder hängen Sie sie zwischen Herd und Spüle auf, um dieser Anordnung Abhilfe zu verschaffen. Dies wird den Fluss der Energie beruhigen. Der Herd sollte ebenfalls nicht unter einem Fenster oder Dachfenster stehen, da die Energie der zubereiteten Mahlzeiten ansonsten aus dem Haus weichen wird, anstatt von den Bewohnern aufgenommen zu werden.

Verbesserungsvorschläge:

- Halten Sie alle Flächen sauber.
- Stellen Sie den Herd, soweit möglich, so auf, dass er nach Osten oder in Richtung des Sonnenlichts zeigt, also nach Süden, wenn Sie in der nördlichen Hemisphäre leben und nach Norden, wenn Sie in der südlichen Hemisphäre leben.
- Halten Sie den Essbereich sauber und ordentlich. Räumen Sie Kochutensilien vor dem Essen weg; entziehen Sie dem Kochbereich die Aufmerksamkeit, indem Sie die Lichter dämpfen.

Das Badezimmer

Dieser Raum dient der Säuberung und dem Waschen. Er sollte sauber, luftig und einfach gehalten sein.

Toiletten können das Glück auf negative Art und Weise beeinflussen. Es bringt Unglück, eine Toilette direkt über dem Hauseingangsflur zu besitzen. Eine kräftige Lampe mit hoher Spannung an der Decke des Hauseingangs hilft dabei, diese schlechte Energie zu einem gewissen Ausmaß einzugrenzen. Falls die Eingangstür Ihres Hauses direkt auf eine Toilette zeigt, wird alles Glück, welches Ihr Haus betritt, sofort weggespült. Um dem entgegenzuwirken sollten Sie die Toilettentür stets geschlossen halten. Falls die Tür nicht direkt auf die Eingangstür zeigen sollten, können Sie auch einen Spiegel an der Toilettentür anbringen. Damit verschwindet die Toilette im symbolischen Sinne.

Verbesserungsvorschläge:

- Halten Sie Spiegel peinlich genau sauber, damit diese eine wirkliche Reflexion bieten können. Vermeiden Sie es, zwei Spiegelsektionen seitlich direkt nebeneinander anzubringen, wie es in einigen Badezimmern vorkommt, da dies die Reflexion zerteilt.
- Runde oder ovale Spiegel eignen sich zu Erzeugung von Harmonie am besten.

Das Wohnzimmer

Dieser Raum spiegelt das „Familienleben" wieder. Es ist der Ort, an welchem Sie Ihre Lieblingsobjekte aufstellen sollten. Es sollte gemütlich und gut beleuchtet sein. Die Sitzbereiche sollten ein Gefühl der Geborgenheit vermitteln. Sofas und Sessel sollten so platziert werden, dass sie von hinten zum Beispiel durch eine Wand oder ein Bücherregal geschützt werden.

Verbesserungsvorschläge:

- Sofas und Wohnzimmertische sollten in einer geraden Form, also in einem Rechteck oder einem Quadrat aufgestellt werden. So können Sie zum Beispiel einen Wohnzimmertisch zwischen zwei Sofas aufstellen. Vermeiden Sie L- oder U- Formen, welche Ecken bilden, die schlechtes Chi und ein Gefühl des Unvollständigkeit hervorrufen.
- Halten Sie hohe Schränke, Tische oder Stühle von Zimmereingängen fern.
- Große Möbel sollten nicht den Eindruck vermitteln, dass sie im Raum treiben. Platzieren Sie diese stets an starken Wänden, es sei denn, Sie nutzen sie als Raumteiler.
- Scharfe Tischkanten sollten niemals auf Eingänge oder Sitzbereiche zeigen, da sie schädliches Chi aussenden.

FENG SHUI AM ARBEITSPLATZ

Wenn Sie sich dazu entschlossen haben, eines der längeren Entgiftungsprogramme durchzuführen, werden Sie wahrscheinlich einen großen Teil der Zeit an Ihrem Arbeitsplatz verbringen. Falls Sie in einem Büro arbeiten, werden Sie wahrscheinlich wenig Einfluss darauf haben, wo Sie sitzen oder an welcher Stelle Ihr Schreibtisch steht. Doch über den Schreibtisch selbst üben sie hundertprozentige Kontrolle aus. Die folgenden Schritte werden Ihnen dabei helfen, die Luft in Ihrer direkten Umgebung zu säubern und es dem positiven Chi erlauben, frei um Sie herum zu fließen, was Ihnen mehr Energie und Inspiration verschaffen wird.

- Räumen Sie Ihren Schreibtisch und jegliche Form von Unordnung darauf auf, um den Fluss des Chi um Sie herum zu verbessern. Nehmen Sie sich jeden Tag 30 Minuten – und nicht länger – Zeit, um die Papierberge auf Ihrem Schreibtisch durchzugehen. Heften Sie so viel wie möglich ab und werfen Sie möglichst viel weg. Führen Sie dies jeden Tag weiter fort, bis Sie alle Stapel bereinigt haben.
- Bewahren Sie auf Ihrem Schreibtisch nur die Dinge auf, die Sie wirklich jeden Tag benötigen.
- Bewahren Sie die Dinge, die Sie seltener benutzen oder nicht direkt zur Hand haben müssen – wie zum Beispiel einen Hefter oder Heftklammern – in den Schubladen auf. Vermeiden Sie es, zusätzliche Packungen von Stiften oder Stapel von Notizblöcken in den Schubladen zu sammeln. Einige wenige Stifte und ein Notizbuch sollten genügen. Bewahren Sie den Rest im Regal für Schreibutensilien auf.
- Bearbeiten Sie nur eine und nicht mehrere Aufgaben gleichzeitig auf Ihrem Schreibtisch. Ordnen Sie weitere Aufgaben ab, bis Sie dazu kommen, diese zu bearbeiten.

– Teil III –

Ihre Entgiftungs-programme

– KAPITEL 9 –

Ein-Tages Mono-Diät

Eine Mono-Diät bedeutet den ganztäglichen Verzehr von nur einem Nahrungstypus: Rohe Früchte, rohes Gemüse oder gekochtes Essen. Eine Mono-Diät ist sanfter für Ihr System als es ein Fasten wäre, gönnt Ihrem Verdauungssystem aber dennoch eine Ruhepause und Ihrem Körper die Möglichkeit, eine kräftige Entgiftung durchzuführen. Eine Mono-Diät mit gekochten Speisen ist besonders bei hohem Blutdruck und Cholesterinspiegel zu empfehlen. Da bei einer Mono-Diät entweder nur sehr wenige oder gar keine Entzugserscheinungen auftreten, können Sie, wenn Sie möchten, bei Ihrer täglichen Routine bleiben. Doch falls Sie keinen freien Tag bekommen können oder kein freies Wochenende haben, sollten Sie sich besser für die Rohfrüchte-Option entscheiden. Gleichgültig für welche Diät Sie sich entscheiden, versuchen Sie einen Urlaubstag zu bekommen, da Sie auf diese Weise die Früchte der Entspannung ernten können.

In einer Mono-Diät werden die traditionellen täglichen drei Mahlzeiten durch eine Serie von Mini-Mahlzeiten, die Sie ungefähr alle zwei Stunden zu sich nehmen, ersetzt. Im Gegensatz zum Fasten, bei welchem Ihr Appetit nach und nach schwindet, werden Sie bei einer Mono-Diät weiterhin ein Hungergefühl verspüren. Der regelmäßige Verzehr von Mini-Mahlzeiten wird Ihnen dabei helfen, den Appetit zu stillen. Denken Sie außerdem daran, viel Wasser zu trinken.

Vorsicht: Wenn Sie unter Candida-Problemen leiden, sollten Sie von der Rohfrucht-Diät Abstand nehmen.

Vorbereitung

FRÜHZEITIGE PLANUNG

Notieren Sie sich den Termin für Ihre Mono-Diät in Ihrem Kalender oder Tagebuch. Um die besten Resultate zu erzielen, sollten Sie sich einen Tag vornehmen, an welchem Sie sonst absolut nichts zu erledigen haben und von niemandem gestört werden, sodass Sie ruhig sind, sich selbst verwöhnen und einfach den Köper und Geist entspannen können.

ZWEI WOCHEN DAVOR

Entgiften Sie Ihr Zuhause. Während einer Entgiftung werden Sie versuchen, Ihre Energiereserven aufzutanken. Feng Shui–Anwender sind der Ansicht, dass eine Wohnung, vollgestapelt mit alten Papieren, Zeitschriften, alten Kleidungsstücken und Utensilien, in gleicher Weise mit stagnierendem Chi oder Energie aufgeladen ist. Lassen Sie ebenso Ihre Vorräte an ungesunder Nahrung dem Ende entgegengehen und füllen Sie Ihren Kühlschrank mit gesunden Nahrungsmitteln für die Entgiftung auf.

EINE WOCHE DAVOR

Entscheiden Sie sich für eine Art der Mono-Diät. Beginnen Sie damit, alle Formen von Koffein (Tee, Kaffee, Cola), Alkohol, Zucker, Zigaretten, Rindfleisch, Milch, Eiern und weiteren tierischen Produkten zu reduzieren oder vollständig zu vermeiden. Falls Sie Nahrungsergänzungen zu sich nehmen, lassen Sie diese ebenfalls aus – von diesen wird Ihnen auch während des Fastens abgeraten. Falls Sie rauchen, stellen Sie sich mental auf einen Tag ohne Zigaretten ein. Diese Vorbereitungshandlungen werden Ihnen den Einstieg in den Entgiftungsprozess und den Umgang mit der Mono-Diät erleichtern.

Wenn dies Ihre erste Entgiftung sein sollte, sollten Sie sich von allen Nahrungsmitteln trennen, welchen Sie nur schwer wiederstehen können – Gebäck, Kekse, zuckerhaltige Getrteide, Käse – was auch immer.

Beginnen Sie damit, alle Dinge, die Sie für den Diät-Tag brauchen, bereitzulegen:

- Ätherische Öle, als Raumduft und für den Gebrauch im Bad
- Kerzen, für entspannendes Licht
- Ihre Lieblings-CDs
- Bücher und Magazine
- Körperbürste und Luffa-Schwamm
- 3 l stilles Mineralwasser in Flaschen oder eine neue Filterkartusche für Ihren Wasserfilter
- koffeinfreier Kräuter- und Früchtetee
- Flohsamenpuder (keine Hülsen)

Falls Sie sich für die Rohfrüchte- oder Gemüse-Mono-Diät entschieden haben, kaufen Sie gegen Ende der Woche 1- 1,5 kg von *einer* der folgenden Sorten, möglichst aus biologischem Anbau, ein:

- Äpfel
- Weintrauben
- Birnen
- Papayas
- Mohrrüben
- Kohl
- Sellerie
- Gurke

Stellen Sie sicher, dass sie bei der Wahl der Mono-Diät mit gekochten Speisen 550 g von *einem* der folgenden Nahrungsmittel, möglichst aus biologischem Anbau, im Hause haben:

- Naturreis
- Buchweizen
- Hirse
- Kartoffeln

Zusätzlich:

- Olivenöl
- 6 Zitronen

Für beide Diäten benötigen Sie eine antioxydante Nahrungsergänzung von guter Qualität mit den Vitaminen A (Betakarotin), C und E in der empfohlenen Tagesmenge.

AM TAG DAVOR

Lassen Sie, falls Sie es nicht bereits getan haben, Tee, Kaffee, Alkohol und Sprudelgetränke aus. Trinken Sie Wasser aus Flaschen oder gefiltertes Wasser oder Kräutertees. Versuchen Sie, falls Sie Raucher sind, an diesem Tag keine Zigarette zu rauchen.

Richten Sie Ihre Gedanken am Abend oder sobald Sie nach Hause kommen auf den kommenden Tag aus.

Essen Sie eine leichte Mahlzeit: Einen Salat, einen Teller Gemüsesuppe, einen Fruchtsalat oder einen Joghurt. Mischen Sie in einem Mixer 1 Tl Flohsamenpulver (nicht die Hülsen) mit 250 ml Wasser und trinken Sie es. Alternativ können Sie auch Flohsamenpulver-Kapseln einnehmen (beachten Sie dabei die Anweisungen des Herstellers). Dies wird für die Reinigung des Darms mitsamt der dort angesammelten Giftstoffe hilfreich sein.

Gönnen Sie sich eine Do-it-yourself-Gesichts- und Nackenmassage (siehe Seite 63). Dies wird dabei behilflich sein, angesammelte Verspannungen zu lösen und Ihnen einen guten Schlaf bescheren. Nehmen Sie ein Aromatherapie-Bad, greifen Sie sich ein gutes Buch und gehen Sie früh zu Bett.

Der Tag Ihrer Mono-Diät

Denken Sie daran: Jeder Entgiftungsplan wird durch leichten Sport wie Pilates, Yoga, Walking oder Atemübungen verbessert. Die Vorschläge im nun folgenden Zeitplan sind keine Pflicht. Wenn Sie dafür keine Energie haben, zwingen Sie sich nicht – Ihr Körper braucht all seine Energie für die Reinigung.

Falls Ihnen langweilig werden sollte, wiederstehen Sie der Versuchung, Freunde für ein Gespräch anzurufen – schreiben Sie stattdessen einen Brief. An diesem einen Tag ist alle Zeit Ihnen selbst gewidmet und je weniger Sie von außen abgelenkt werden, desto besser.

Während des gesamten Tages sollten Sie Wasser und Kräutertees zu sich nehmen. Setzen Sie sich das Ziel, 2 l stilles Mineralwasser oder gefiltertes Wasser zu trinken. Sollten Sie sich zu irgendeiner Zeit des Tages durstig fühlen, sind Sie bereits dehydriert. Trinken Sie das Wasser langsam anstatt in großen Schlucken.

7.00 h: Wachen Sie langsam auf. Erfreuen Sie sich an dem Gedanken, dass der gesamte Tag nur Ihnen allein gewidmet ist. Strecken Sie sich gut durch. Dies wird Ihr Lymphsystem aktivieren und die Giftstoffe in
7.00 Bewegung bringen. Bereiten Sie sich selbst ein Getränk aus heißem Wasser und dem Saft einer halben Zitrone zu und trinken Sie es langsam. Dies wird dabei helfen, Ihren pH-Wert ins Gleichgewicht und Ihre Leber in Schwung bringen. Beleben Sie nun Ihre Haut mit der Körperbürste, durch welche sowohl der Kreislauf als auch das Lymphsystem angeregt wird und tote Hautzellen abgebürstet werden. Auf diese Weise werden verschlossene Poren wieder geöffnet und die Beseitigung von Giftstoffen durch die Haut gesteigert. Nehmen Sie nun ein Bad oder duschen Sie. Sollte sich Ihre Haut trocken anfühlen, reiben Sie sich mit reichlich natürlicher und unparfümierter Bodylotion ein. Alternativ können Sie auch die nasse Haut mit einem Teelöffel Mandelbaum- oder Sonnenblumenöl einreiben, um eine Emulsion auf der Oberfläche Ihrer Haut zu erzeugen und trocknen Sie sich danach kurz ab. Ziehen Sie warme und bequeme Kleidung an.

7.30 h: Yoga. Öffnen Sie die Fenster und lüften Sie. Der Sonnengruß
7.30 (siehe Seite 95) treibt den Körper an, dehnt ihn und regt die Beseitigung von köpereigenen Abfallprodukten an.

8.30 h: Morgendliche Meditation. Wählen Sie eine Form der Meditation aus Kapitel 4 aus. Beachten Sie, falls Sie vorher noch nie meditiert haben, dass schon der einfache Versuch, den Geist zu beruhigen, dazu
8.30 führen kann, dass zahlreiche andere Gedanken und Ablenkungen diesen Freiraum nutzen könnten, um sich Gehör zu verschaffen. Lassen Sie sich jedoch nicht ablenken. Auch die Menschen mit der größten Meditationserfahrung müssen damit umgehen. Versuchen Sie nicht, diese Ablenkungen mit Gewalt zu vertreiben, sondern lassen Sie diese sanft aus Ihren Gedanken herausfließen. Kehren Sie dann langsam wie-

der zu Ihrem anvisierten Punkt zurück, je nach dem, für welche Meditationsform Sie sich entschieden haben. Sie werden bemerken, dass solche Ablenkungen während einer Sitzung recht häufig auftreten werden.

9.00 h: Frühstück. Bereiten Sie Ihre erste Mahlzeit des Tages vor und nehmen Sie diese zu sich.

Mono-Diät mit Früchten oder Gemüse: Achten Sie darauf, dass Sie die Früchte oder das Gemüse sorgfältig waschen, um Pestizidrückstände zu entfernen. Schneiden Sie bei nicht biologischen Mohrrüben die Enden ab und schälen Sie diese; entfernen Sie bei nicht biologischem Kohl die äußeren Blätter.

Mono-Diät mit Gekochtem: Kochen Sie das Getreide oder die Kartoffeln (mit Schale) in salzlosem Wasser. Bereiten Sie sich ein Dressing aus einem Teelöffel Olivenöl und Zitronensaft zu.

Sie können die Speisen warm oder kalt essen, aber essen Sie langsam und aufmerksam. Kauen Sie sorgfältig, um den Verdauungsprozess zu erleichtern. Nehmen Sie danach Ihren antioxydanten Nährstoffzusatz zu sich, welcher die empfohlene Tagesdosis an Vitamin A (Betakarotin), C und E beinhaltet.

11.00 h: Mini-Mahlzeit am Vormittag.

12.00 h: Meditieren Sie 20-30 Minuten.

13.00 h: Mini-Mahlzeit am Mittag. Versuchen Sie, wenn Sie sich für die Rohkost Mono-Diät entschieden haben, die Mahlzeit optisch abwechslungsreich zu gestalten. Schneiden Sie die Frucht oder das Gemüse in Scheiben, in kleine Würfel, vierteln Sie oder raspeln Sie diese: Ihnen wird auffallen, dass die unterschiedliche Gestaltung auch das Gewebe und das Aroma verändern kann, wodurch sich die Eintönigkeit im Geschmack abwenden lässt.

14.00 h: Sport. Ziehen Sie sich nun eine lockere Jogginghose und ein Paar bequeme Sportschuhe an und gehen Sie an die frische Luft. Falls

Sie einen Park in der Nähe haben, ist es noch besser. Walken Sie mindestens für eine halbe Stunde in flottem Tempo. Dies wird Ihr frisch mit Sauerstoff angereichtes Blut durch den ganzen Körper bewegen und die Beseitigung von Giftstoffen anregen (für Tipps zur richtigen Technik beim Walken siehe Seite103).

Gehen Sie wieder nach Hause und führen Sie eine Pilates-Übung durch (siehe ab Seite 78).

16.00
16.00 h: Mini-Mahlzeit am Nachmittag.

16.30
16.30 h: Gönnen Sie sich eine Massage. Falls Sie es nicht geschafft haben, einem Termin in einem Massagestudio zu buchen, fahren Sie mit einer Selbst-Massage fort (siehe ab Seite 62). Entspannen Sie sich oder halten Sie einen kurzen Mittagsschlaf, wenn Sie sich müde fühlen sollten.

18.00
18.00 h: Mini-Mahlzeit am frühen Abend.

19.30
19.30 h: Entspannungs- und Atemübungen. Daran sollten Sie eine zweite Meditationssitzung anschließen lassen – zwei Sitzungen pro Tag sollen laut Untersuchung effektiver sein. Die davor durchgeführten Entspannungsübungen werden dabei helfen, Ihre Meditation noch effektiver zu gestalten. Wie schon bei Ihrer morgendlichen Meditation sollten Sie sich auch hier nicht von aufkommenden Ablenkungen aus der Ruhe bringen lassen, sondern stattdessen stets zu Ihrem anvisierten Punkt zurückkehren.

20.30
20.30 h – 21.00 h: Nehmen Sie ein in Kapitel 5 beschriebenes hydrotherapeutisches Bad, zum Beispiel ein Epsomsalz-Bad. Stellen Sie sich eine Flasche Wasser auf den Nachttisch, für den Fall, dass Sie während der Nacht durstig aufwachen. Gehen Sie dann sofort ins Bett.

– Zusammenfassung –

07.00 h: Ein Glas heißes Wasser mit Zitrone; Körperbürsten; Baden oder Duschen.

07.30 h: Yoga-Übung Sonnengruß.

08.30 h: Meditation am Morgen.

09.00 h: Frühstück (eine Portion der gewählten Speise); antioxydante Nahrungsergänzung.

11.00 h: Mini-Mahlzeit am Vormittag; Entspannung.

12.00 h: Meditation.

13.00 h: Mini-Mahlzeit am Mittag.

14.00 h: Flotter Spaziergang; Pilates-Übungen.

16.00 h: Mini-Mahlzeit am Nachmittag; Entspannung.

16.30 h: Massage.

18.00 h: Mini-Mahlzeit am frühen Abend.

19.30 h: Entspannungs- und Atemübungen; Abendmeditation.

20.30 h – 21.00 h: Epsomsalz-Bad. Bett.

* Während des gesamten Tages sollte Wasser und Kräutertee getrunken werden. Nehmen Sie sich vor, mindestens 2 l stilles oder gefiltertes Mineralwasser zu trinken.

UMGANG MIT NEBENWIRKUNGEN

Es ist sehr unwahrscheinlich, dass während einer Ein-Tages-Mono-Diät Nebenwirkungen auftreten werden. Falls Sie sich jedoch erschöpft oder kalt fühlen oder Kopfschmerzen bekommen, befolgen Sie die Vorschläge aus Kapitel 3 (siehe Seite 41) und die Symptome werden schnell schwinden. Die Erschöpfung ist ein natürliches Nebenprodukt der sich lösenden geistigen Anspannung und die Kopfschmerzen sind womöglich eine Reaktion auf fehlende Stimulationen wie zum Beispiel Kaffee, etc., welche Sie sonst im Laufe des Tages zu sich nehmen. Nehmen Sie keine Schmerzmittel ein, trinken Sie jedoch weiterhin viel Wasser.

WIE SIE IHRE MONO-DIÄT BEENDEN

Schon nach einem Tag wird sich Ihr Magen anfühlen, als wäre er leicht geschrumpft und nach einem Tag mit ausschließlich reinigenden Speisen wird er unter Umständen nicht sehr gut auf schwere Mahlzeiten reagieren. Bereiten Sie sich ein leichtes Frühstück aus frischen Früchten und Joghurt zu und vergessen Sie nicht Ihr belebendes Glas heißes Wasser mit Zitrone. Essen Sie einen großen Salat oder eine Pellkartoffel mit Hüttenkäse – oder auch beides, wenn Sie hungrig sind - zu Mittag. Zum Abend sollten Sie eine Gemüsepfanne mit Tofu oder Huhn mit gekochtem Reis oder Nudeln essen.

Nehmen Sie sich vor, während der nächsten Tage zu einer ausgewogenen und abwechslungsreichen gesunden Ernährung zurückzukehren, ohne jedoch Ihr frisch gereinigtes Körpersystem zu überfordern.

Sehr gut, Sie haben nun Ihre Mono-Diät beendet. Auch wenn es nur für einen Tag war, so wird Ihr Körper die Möglichkeit, eine Pause vom Stress und von der Anspannung des Alltags zu bekommen, genutzt haben. Sie sollten sich nun reiner, leichter und mit Energie erfüllt fühlen.

Während einer Entgiftung verbraucht Ihr Körper seine Kohlenhydratreserven. Dies kann zu einem Aufbau von Ketonen, Substanzen, welche Kopfschmerzen hervorrufen können, führen. Ein Teelöffel Honig oder Traubensaft sollte dieses Problem lösen. Viele Naturheiler empfehlen Mono-Diäten, da diese sehr viel sanfter zu Ihrem Körper sind, als vollständiges Fasten. Viele sind der Ansicht, dass eine Ein-Tages-Mono-Diät pro Woche in einem Zeitraum von sechs Wochen ebenso effektiv wie ein längerfristiges Entgiftungsprogramm sei. Falls Sie sich für diese Möglichkeit entscheiden, sollten Sie jedes Mal die Speisen variieren – Ihre Geschmacksnerven werden es Ihnen danken.

– Kapitel 10 –

Zweitägiges Saft-Fasten

Genau genommen, stellt dies gar kein echtes Fasten dar. Ein Fasten bedeutet die vollständige Vermeidung jeglicher Speisen und Flüssigkeiten, ausgenommen Wasser. Kurzes Fasten ist ein großartiger Weg, Giftstoffe im Körper loszuwerden und das Entgiftungssystem Ihres Körpers zu regenerieren und zu stärken. Diese modifizierte Art des Fastens macht sich die starken Reiniger der Natur – Frucht- und Gemüsesäfte – zu Nutze. Indem Sie basisch wirken und reich an Kalium sind, helfen Früchte und Gemüse, das Säuren-Basen-Gleichgewicht zu regulieren und überschüssiges Wasser und gleichzeitig Giftstoffe zu beseitigen. Im Laufe der nächsten beiden Tage werden Sie sich an nährstoffreichen und wohlschmeckenden Saft-Cocktails erfreuen können. Durch eine Saftpresse wird der Saft der Frucht oder des Gemüses vollständig vom Gewebe getrennt – ein Vorgang, welcher im Verdauungstrakt Stunden benötigt – und liefert einen nährstoffreichen Saft, der 95 Prozent des ursprünglichen Nährwerts des Nahrungsmittels enthält. Saft wird, nachdem er getrunken wurde, innerhalb weniger Minuten verdaut und gibt Ihrem Verdauungssystem eine Ruhepause und die Möglichkeit, sich zu regenerieren.

Obgleich das extrahierte Gewebe keinerlei Nährwert hat, so sollte man dennoch bedenken, dass es eine wichtige Rolle im Verdauungsprozess inne hat, da es innerhalb des Darms als Reiniger dient und hilft, den Darmtrakt gesund zu erhalten.

Fruchtsäfte entfalten eine stärkere Entgiftungswirkung als Gemüsesäfte, welche dafür wiederum sanfter sind. Fruchtsäfte reinigen den Körper, während Gemüsesäfte den Körper aufbauen und regenerieren. Dies ist ein Grund dafür, weshalb viele Kurzreinigungsprogramme nur

Fruchtsäfte empfehlen. Sie können aber auch zu viele Giftstoffe mobilisieren, was die folgenden Tage unangenehm gestalten kann. Damit es Ihnen leichter fällt, beinhaltet dieses Fasten-Programm eine Kombination aus Frucht- und Gemüsesäften.

Versuchen Sie, wenn möglich, Früchte und Gemüse aus biologischem Anbau einzukaufen. Sollten diese an Ihrem Wohnort nicht erhältlich sein, so suchen Sie sich die frischesten und qualitativ hochwertigsten Produkte, die Sie finden können, aus. Stellen Sie sicher, dass die Früchte reif sind. Schälen Sie alle Früchte, die nicht aus biologischem Anbau stammen und schneiden Sie die Wurzeln und Enden von Gemüse wie Mohrrüben oder Rote Beete ab.

SAFTPRESSEN

Saftpressen sollten nicht mit Mixern oder Universalküchengeräten verwechselt werden. Letztere pürieren die Frucht oder das Gemüse, während eine Saftpresse den Saft vom Gewebe der Frucht trennt.

Wenn Sie sich eine Saftpresse kaufen müssen, wählen Sie ein Gerät, das die meisten gängigen Frucht- und Gemüsesorten verarbeiten kann. Achten Sie darauf, dass es einfach zu reinigen und aufzubauen ist. Im Handel gibt es im Grunde drei Typen von Saftpressen:

- hydraulische Saftpresse: Die Königin unter den Saftpressen und die Effektivste; zugleich jedoch extrem teuer.
- Raspelentsafter: Günstiger, aber dennoch in der Lage, eine relativ hohe Saftmenge zu erzielen.
- Saftzentrifuge: günstigste Alternative auf dem Markt, mit geringster Effektivität, jedoch zum Einstieg eine gute Wahl.

HERSTELLUNG EIGENER SÄFTE

Es gibt Hunderte von möglichen Saftkombinationen, die hergestellt werden können, daher müssen Sie sich nicht an die folgende Vorschläge für Saftcocktails halten. Als Regel sollten Sie jedoch beachten, keine Fruchtsorten zu mischen, da dies Flatulenzen und Blähungen hervorrufen kann. Die Ausnahme zu dieser Regel bilden Mohrrüben- und

Apfelsaft, welche eine wunderbare Grundlage für zahlreiche Kombinationen darstellen. Die etwas kräftigeren Fruchtsäfte sollten am Morgen getrunken werden. Nehmen Sie die etwas sanfteren Gemüsesäfte dagegen am Abend ein.

Folgend ist eine Liste der bestreinigenden Früchte- und Gemüsesäfte zusammen mit ihren Vorzügen aufgeführt. Für jede „Mahlzeit" werden Sie 225 ml Saft benötigen. Sollte der Saft zu stark sein, verdünnen Sie ihn mit Mineral- oder Quellwasser. Die Anzahl der Früchte und Gemüse ist etwa die, die man für die Herstellung von 225 ml Saft mittels einer Saftpresse benötigt.

Apfelsaft

- 2 mittelgroße Äpfel: ein exzellenter Entgifter; stabilisiert den Blutzucker, reguliert niedrigen Blutdruck.

Pfirsichsaft

- 2 mittelgroße Pfirsiche: ein guter Lieferant für Vitamin C, Selen und Betakarotin.

Traubensaft

- 300 g Trauben: reich an Kalium, hemmt die Schleimbildung in den Organen, reinigt Haut, Leber, Darm und Nieren.

Birnensaft

- 2 mittelgroße Birnen: guter Energie-, Folsäure- und Vitamin C-Lieferant.

Pampelmusensaft

- 1 ½ große Pampelmusen: reich an Vitamin C.

Ananassaft

- 1 mittelgroße Ananas: reich an Bromelain, einem Enzym, welches Proteine spaltet und den pH-Wert des Körpers reguliert.

Mangosaft

- 2 Mangos: ein guter Reiniger; reich an Papain, einem Enzym, welches Proteine spaltet.

Erdbeersaft

- 150 g Erdbeeren: reich an Vitamin C.

Honigmelonensaft

- 1 mittelgroße Melone: ein Harntreibmittel.

Wassermelonensaft

- 1 kleine Melone: ein Harntreibmittel; senkt den Blutdruck.

Orangensaft

- 2 mittelgroße Orangen: enthält viel Vitamin C.

Mohrrübensaft

- 3 große Mohrrüben: eine gute Verdauungshilfe und Hautreiniger.

Papayasaft

- 1 große Papaya: enthält das Protein spaltende Enzym Papain.

Selleriesaft

- 4 Stangen: ein guter Entgifter; reich an Nährstoffen, die vom Nervensystem gebraucht werden. Hoch basisch.

Gurkensaft

- ½ große Gurke: auf sanfte Weise harntreibend; lindert Rheuma, indem sie Harnsäure aus dem Körper herauswäscht.

Die folgenden stärker wirkenden Gemüse und Früchte sind ebenfalls gute Reiniger, sollten jedoch mit den oben beschriebenen milderen Säften vermischt werden. Die angegebene Menge reicht für ungefähr 50 ml Saft aus.

Rote Beete - Saft

- 125 g Rote Beete / ½ mittelgroße Rote Beete: ein hervorragender Entgifter.

Spinatsaft

- 125 g Spinat / 14 große Blätter: ein sehr guter Reiniger; er hilft, Verstopfungen zu lindern und fördert die Verdauung. Sollte jedoch nicht zu häufig genommen werden, da er Oxalsäure enthält, welche Nierensteine hervorruft.

Brunnenkressesaft

- 125g Brunnenkresse: reich an Vitamin C, E und Betakarotin. Ebenso nützlich zur Reinigung von Leber und Nieren.

Diese beiden letzten Säfte sollten stets mit den anderen vermengt werden. Die vorgegebene Menge dient zur Herstellung von 25ml Saft.

Zitronensaft

- 50g / 1 kleine Frucht: reich an Vitamin C.

Limonensaft

- 75g / 1 kleine Frucht: reich an Vitamin C.

Vorbereitung

FRÜHZEITIGE PLANUNG

Tragen Sie sich Ihre Entgiftung zwei bis drei Wochen im Voraus in den Kalender ein. Sie können diese auf zwei Urlaubstage oder auf ein freies Wochenende legen. Ihr Körper wird diese physische und emotionale Ruhepause benötigen. Bereiten Sie sich darauf vor, Ihren Anrufbeantworter für zwei Tage anzuschalten oder bitten Sie Ihre Freunde, nicht anzurufen. Ihr Ziel: Zwei glückselige freie Tage, an welchen Sie nichts weiter tun, als sich selbst zu pflegen.

ZWEI WOCHEN DAVOR

Entgiften Sie Ihre Zuhause. Feng Shui Anwender gehen davon aus, dass jeder Raum seine eigene lebendige Energie besitzt, welche physisch und psychisch auf Sie einwirkt (*siehe Kapitel 8*). Um während Ihrer Entgiftung die bestmögliche Energie zu erzeugen, lohnt es sich, einen Frühjahrsputz durchzuführen und alte Post, Werbesendungen, Magazine, etc. wegzuwerfen – Unordnung, die den Energiefluss innerhalb Ihres Hauses behindert. Als Nebeneffekt kann es dazu kommen, dass Sie dadurch ebenso Ihre Energiereserven aufbrauchen, was während einer Entgiftung wiederum nicht ideal ist, da Ihr Körper dort alle Energie und Vitalität benötigt, die Sie zu bieten haben, um sich selbst zu regenerieren.

Beginnen Sie damit, Ihre Vorräte an Nahrung, die der Entgiftung nicht förderlich ist, auslaufen zu lassen.

EINE WOCHE DAVOR

Beginnen Sie, alle Formen von Koffein (Tee, Kaffee, Cola), Alkohol, Zucker, Zigaretten, Rindfleisch, Milch, Eiern und weiteren tierischen Produkten zu reduzieren oder vollständig zu vermeiden. Nehmen Sie auch keine Nahrungsergänzungen mehr zu sich. Diese Vorbereitungshandlungen werden den Entgiftungsprozess in Gang setzen und Ihnen die kommenden zwei Tage erleichtern.

Besonders wenn dies Ihre erste Entgiftung sein sollte, sollten Sie sich von allen Nahrungsmitteln trennen, welchen Sie nur schwer wiederstehen können.

Buchen Sie sich einen Massage-, Sauna- oder Dampfbadtermin und beginnen Sie damit, die folgenden Gegenstände, die Sie für Ihre Entgiftung benötigen werden, bereitzustellen:

- Saftpresse
- Bücher, Magazine, CDs
- Videos
- Körperbürste und Luffa-Schwamm oder -Handschuh
- Epsom-Salz
- aromatherapeutische Öle
- Wasser in Flaschen
- Kräuter- und Früchtetee

Kaufen Sie gegen Ende der Woche die frischen Nahrungsmittel (möglichst Bio-Nahrung), die Sie benötigen werden, ein.

- 4 Äpfel
- 4 Birnen
- 1 Honigmelone
- 1 großer Bund Petersilie
- 1 Ananas
- 12 Mohrrüben
- 8 Tomaten
- 1 frische Ingwerwurzel

EIN TAG DAVOR

Vermeiden Sie, falls Sie es nicht bereits getan haben, die Einnahme von Tee, Kaffee, Alkohol und Sprudelgetränken nun vollständig. Trinken Sie Wasser oder Kräutertee. Meiden Sie ebenso den Verzehr von Fisch, Fleisch und Weizen. Richten Sie Ihre Gedanken am Abend oder sobald Sie nach Hause kommen auf das, was in den kommenden Tagen vor Ihnen liegt. Nehmen Sie eine leichte Mahlzeit, wie zum Beispiel einen grünen Salat mit Olivenöl und Zitronendressing oder eine Gemüsesuppe zu sich.

Gönnen Sie sich eine Do-it-yourself-Gesichts- und Nackenmassage (siehe Seite 63). Dies wird dabei behilflich sein, angesammelte Verspannungen zu lösen und Ihnen einen guten Schlaf bescheren. Nehmen Sie ein Aromatherapie-Bad, greifen Sie sich ein gutes Buch und gehen Sie früh zu Bett.

Tag 1 und 2

Anmerkung: Der Ablauf ist an beiden Tagen gleich.

Trinken Sie während des Tages zusätzlich zu dem im Ablauf vorgegebenen Wasser weiterhin stilles Mineral- oder Quellwasser, um den Ausfluss der Giftstoffe zu unterstützen. Nehmen Sie sich vor, 2-3 ½ l zu trinken. Versuchen Sie, das Wasser langsam zu trinken, anstatt große Schlucke zu nehmen. Sie können ebenfalls koffeinfreien, ungesüßten Kräuter- oder Früchtetee trinken. Trinken Sie unter keinen Umständen normalen Tee, Kaffee, kohlensäurehaltige Getränke oder Alkohol, da dies Ihre gute Arbeit untergraben würde.

Ihr Fasten wird hervorragend durch leichte sportliche Übungen, wie Pilates, Yoga, Walking oder Atemübungen ergänzt. Machen Sie sich jedoch keine Sorgen, wenn Sie dafür keine Energie haben.

Wiederstehen Sie der Versuchung, Freunde für einen kleinen Plausch anzurufen; schreiben Sie stattdessen einen Brief. Diese beiden Tage sind nur Ihnen allein gewidmet, und je weniger Ablenkungen von außerhalb einwirken, desto besser.

7.00

7.00 h: Beginnen Sie den Tag gemächlich. Steigen Sie erst aus dem Bett, wenn Sie sich bereit fühlen, schließlich gibt es nichts, weshalb Sie sich hetzen müssten. Trinken Sie ein Glas heißes Wasser mit dem Saft einer halben Zitrone; dies wird dabei helfen, den pH-Wert Ihres Magens zu regulieren.

Bürsten Sie sich nun forsch mit der Körperbürste ab, um den Kreislauf und das Lymphsystem anzuregen; außerdem werden auf diese Weise verschlossene Poren wieder geöffnet und die Beseitigung von Giftstoffen durch die Haut gesteigert. Sollte sich Ihre Haut trocken anfühlen, nehmen Sie nun ein Bad oder duschen Sie und reiben Sie sich mit reichlich natürlicher und unparfümierter Bodylotion ein. Alternativ können Sie auch die nasse Haut mit einem Teelöffel Mandelbaum- oder Sonnenblumenöl einreiben und trocknen Sie sich danach kurz ab. Ziehen Sie warme und bequeme Kleidung an.

7.30

7.30 h: Yoga. Öffnen Sie die Fenster und lüften Sie. Führen Sie den Sonnengruß durch (siehe Seite 95), um den Körper anzutreiben und zu dehnen und die Beseitigung von körpereigenen Abfallprodukten anzuregen.

8.30

8.30 h: Morgendliche Meditation. Falls Sie vorher noch nie meditiert haben, wenden Sie zunächst eine der Atem- oder Entspannungsübungen an (siehe Kapitel 6), damit Sie vorbereitet sind und die Chancen eines meditativen Zustands erhöht werden. Wenn Sie zum ersten Mal meditieren, kann es sein, dass Ihr Geist wandert und andere Gedanken in diesen Freiraum fließen. Diese Ablenkungen sind normal und auch zu erwarten. Sie werden damit fertig, indem Sie diese Ablenkungen langsam aus Ihren Gedanken herausfließen lassen. Kehren Sie dann wieder zu Ihrem anvisierten Punkt zurück.

9.00 h: Frühstück. Apfel-, Ananas- und Birnensaft:

9.00

- 1 Apfel
- 2 Birnen
- 1/3 Ananas

Waschen und zerteilen Sie den Apfel und die Birnen, schälen Sie die Ananas und geben Sie alles in die Saftpresse. Sollte das Gemisch zu stark sein, verdünnen Sie es zur Hälfte mit Mineralwasser. Trinken Sie den Saft langsam und behalten Sie ihn für ein paar Sekunden im Mund, damit die Verdauungsenzyme in Ihrem Speichel arbeiten können.

11.00 h: Trinken Sie ein großes Glas Wasser oder einen Kräutertee. Entspannen Sie sich, lesen Sie ein Buch, die Zeitung oder schauen Sie Fernsehen oder ein Video. Trinken Sie immer wenn Sie durstig sind ein Glas Wasser. 11.00

13.00 h: Mittagessen – Apfel-, Mohrrüben-, Melonen- und Ingwersaft:

- 1 Apfel
- 2 Mohrrüben
- ½ Honigmelone
- 1cm frische Ingwerwurzel 13.00

Schneiden Sie bei Gemüse, das nicht aus biologischem Anbau stammt die Enden ab und waschen Sie es gründlich. Geben Sie nun alles in den Entsafter.

14.00 h: Ziehen Sie sich nun bequeme Kleidung und ein Paar Sportschuhe an und gehen Sie an die frische Luft – am besten abseits der Stadt oder in einen Park. Walken Sie mindestens für eine halbe Stunde in flottem Tempo. Dies wird Ihr frisch mit Sauerstoff angereichtes Blut durch den ganzen Körper bewegen und die Beseitigung von Giftstoffen anregen (für Tipps zur richtigen Technik beim Walken siehe Seite 103). 14.00

Gehen Sie wieder nach Hause und führen Sie die Pilates Übung durch. Dies wird den Körper stärken, Ihre Gelenkigkeit steigern und, durch Entspannung der Muskeln, Ihr körperliches und emotionales Wohlbefinden verbessern.

16.00 h: Massage. Wenden Sie eine Do-it-yourself-Massage (siehe Seite 63) an, falls Sie keinen Termin in einem Studio buchen konnten. 16.00

18.00 h: Abendessen – Mohrrüben-, Tomaten- und Petersiliensaft: 18.00

- 4 Mohrrüben
- 4 Tomaten
- 1 kleiner Strauß Petersilie

Waschen Sie alle Zutaten und geben Sie diese in den Entsafter.

19.00

19.00 h: Wenden Sie die Entspannungs- und Atemtechniken an. Darauf sollte die zweite Meditationssitzung des Tages folgen. Die davor durchgeführten Entspannungstechniken werden dabei helfen, Ihre Meditation noch effektiver zu gestalten. Wie schon bei Ihrer morgendlichen Meditation sollten Sie sich auch hier nicht ablenken lassen, sondern wieder zu Ihrem anvisierten Punkt zurückkehren.

20.00

20.00 h: Nehmen Sie eines der in Kapitel 5 beschriebenen hydrotherapeutischen Bäder.

21.00

21.00 h: Trinken Sie ein Glas warmes Wasser mit Zitrone oder Ingwer und gehen Sie ohne Umwege ins Bett.

– *Zusammenfassung* –

07.00 h: Glas warmes Wasser mit Zitrone; Körperbürste, Bad oder Dusche.

07.30 h: Yoga-Übung Sonnengruß.

08.30 h: Morgendliche Meditation.

09.00 h: Frühstück – Apfel-, Ananas- und Birnensaft.

11.00 h: Großes Glas Wasser, Entspannung.

13.00 h: Mittagessen – Apfel-, Mohrrüben-, Melonen- und Ingwersaft.

14.00 h: Flotter Spaziergang; Pilates Übung.

16.00 h: Massage; Großes Glas Wasser; Entspannung oder Schlaf.

18.00 h: Abendessen – Mohrrüben-, Tomaten- und Petersiliensaft.

19.00 h: Entspannungsübungen; abendliche Meditation.

20.00 h: Hydrotherapeutisches Bad.

21.00 h: Glas warmes Wasser mit Zitrone und Ingwer. Bettruhe.

* Während des gesamten Tages sollte Wasser und Kräutertee getrunken werden. Nehmen Sie sich vor, mindestens 2 l stilles oder gefiltertes Mineralwasser zu trinken.

UMGANG MIT NEBENWIRKUNGEN

Es ist sehr unwahrscheinlich, dass während des ersten Tages viele negative Reaktionen auftreten werden. Am zweiten Tag kann es jedoch sein, dass Sie sich nicht ganz auf der Höhe fühlen, dass Sie schlechteren Atem haben und leichte Kopfschmerzen verspüren. Ihr morgendliches heißes Zitronengetränk und die Fruchtsäfte sollten jedoch im Laufe des Tages dafür sorgen, dass diese Symptome neutralisiert werden. Trinken Sie zusätzlich zu den Vorgaben des Programms viel Wasser, um die Giftstoffe, die für diese Symptome verantwortlich sind, herauszuwaschen. Es kann weiterhin sein, dass Sie sich ungewohnt erschöpft fühlen. Die Erschöpfung ist ein natürliches Ergebnis der sich lösenden geistigen Anspannung. Die einfachste Möglichkeit, damit umzugehen, ist die, ein Nickerchen zu machen.

WIE SIE DAS SAFT-FASTEN BEENDEN

Lösen Sie sich am nächsten Tag langsam von Ihrem Saft-Fasten. Wiederstehen Sie der Versuchung, ein ausgiebiges Frühstück herzurichten. Machen Sie sich stattdessen eine gesunde Schüssel mit Fruchtsalat und genießen Sie die verschiedenen Geschmacksrichtungen des Fruchtfleisches, welche nach der Saft-Diät eine willkommene Abwechslung darstellen sollten. Runden Sie dies mit einer Scheibe Vollkorntoast ab, falls Sie noch hungrig sind.

Nehmen Sie eine leichte Mittagsmahlzeit zu sich. Ein Salat mit einer Kartoffel und Hummus ist ein schonender Weg, zu fester Nahrung zurückzukehren, ohne das Verdauungssystem zu überlasten. Dasselbe gilt für Ihr Abendessen; gehen Sie nicht mit schwer verdaulichen Speisen über Bord. Eine Gemüsepfanne mit Reis oder Gemüse-Couscous sättigen und sind zugleich leicht verdaulich.

Trinken Sie über den Tag verteilt weiterhin viel gefiltertes oder Mineralwasser. Halten Sie sich einige Tage lang möglichst von Kaffee, Tee und Alkohol fern und wenn Sie rauchen sollten, schränken Sie es ein.

Ihr Ziel ist es, kontrolliert zu einer ausgewogenen und gesunden Ernährung zurückzukehren, damit Sie auch weiterhin in den folgenden Tagen und Wochen von den Vorzügen des Fastens profitieren können.

Sehr gut, Sie haben nun Ihr zweitägiges Saft-Fasten beendet. Sie sollten sich vollkommen entspannt und revitalisiert fühlen. Bevor Sie aus dem Bett springen sollten Sie sich einen Moment Zeit nehmen und darüber nachdenken, wie rein und lebendig sich Ihr Körper nun anfühlt. Es kann sein, dass Sie ein wenig an Gewicht verloren haben. Falls Ihr Körper dazu neigen sollte, Wasser anzusammeln, kann es sein, dass Sie sich nun etwas weniger aufgebläht fühlen.

Auch eine kurze Entgiftung wie diese kann bewirken, dass Sie sich mehr Ihrer körperlichen und emotionalen Bedürfnisse bewusst geworden sind.

– KAPITEL 11 –

Zweitägiges Fasten

Dieses Fasten liegt nahe an der traditionellen Form des Fastens. Es schließt alles außer Wasser aus und erlaubt dazu nur heißes Zitronengetränk mit Honig, welches Kopfschmerzen vorbeugen soll. Innerhalb dieses intensivsten Entgiftungsprogramms erhalten Ihr Verdauungstrakt, alle weiteren Körperorgane und das Körpergewebe eine komplette Ruhepause und damit die Möglichkeit, sich selbst zu regenerieren. Verbunden mit völliger Entspannung bietet dieses Fasten eine vollständige Überholung von Körper und Geist.

Fasten kann ebenso das Immunsystem stärken. Während der ersten 35-48 Stunden eines Fastens profitiert das Immunsystem von den Gegebenheiten. Danach verringert sich dieser positive Effekt jedoch und das Immunsystem wird schwächer werden.

Während dieses Programms werden Sie vielleicht verstärkt Nebenwirkungen (Kopfschmerzen, belegte Zunge, ungewöhnliches Kältegefühl) bemerken. Doch bleiben Sie dem Programm treu, schließlich reinigen und erneuern Sie Ihr gesamtes System und werden am Ende mit einem reineren Körper und einem klareren Geist belohnt.

Vorsicht: Fasten Sie ohne medizinische Betreuung nicht länger als zwei Tage.

Vorbereitung

FRÜHZEITIGE PLANUNG

Werfen Sie einen Blick auf Ihren Terminkalender und wählen Sie einen ruhigen Zeitraum, an welchem Sie nichts weiter geplant haben. Um sich auf Ruhe und auf Entspannung von Körper und Geist konzentrieren zu können, benötigen Sie eine Zeit, die vollkommen frei von Ablenkungen und Verpflichtungen ist.

ZWEI WOCHEN DAVOR

Es ist wichtig, dass Sie Ihr Haus entgiften und es von Unordnung befreien, da dies stagnierendes Chi repräsentiert und Ihre Energiereserven schwächen kann. Befolgen Sie die Feng Shui-Richtlinien aus Kapitel 8. Lassen Sie Ihre Nahrungsvorräte auslaufen.

EINE WOCHE DAVOR

Beginnen Sie, Formen von Koffein (Tee, Kaffee, Cola), Alkohol, Zucker, Zigaretten, Rindfleisch, Milch, Eiern und weiteren tierischen Produkten zu reduzieren oder vollständig zu vermeiden. Nehmen Sie auch keine Nahrungsergänzungen mehr zu sich. Dies wird Sie auf den Entgiftungsprozess vorbereiten und Ihnen das Fasten erleichtern.

Um Versuchungen zu vermeiden sollten Sie sich von allen Nahrungsmitteln trennen, welchen Sie nur schwer wiederstehen können – wie zum Beispiel Kuchen, Gebäck, zuckerhaltige Getreide oder Käse.

Stellen Sie die Dinge, welche Sie zum Fasten benötigen werden, zusammen:

- Ätherische Öle, als Raumduft und zur Nutzung im Bad
- Kerzen, um entspannendes Licht zu erhalten
- CDs und Kassetten
- 4 l stilles Mineralwasser in Flaschen oder eine neue Filterkartusche für den Wasserfilter
- koffeinfreier Kräuter- und Früchtetee

- Bücher und Magazine
- Körperbürste oder Luffa- Schwamm
- Flohsamenpulver
- ein Glas mit dickflüssigem Honig
- 8 Zitronen

EIN TAG DAVOR

Vermeiden Sie, falls Sie es nicht bereits getan haben, die Einnahme von Tee, Kaffee, Alkohol und Sprudelgetränken nun vollständig. Trinken Sie Wasser oder Kräutertee. Falls Sie rauchen, versuchen Sie es zu lassen. Beginnen Sie damit, sich mental auf Ihr Fasten vorzubereiten.

Nehmen Sie am Abend eine leichte Mahlzeit zu sich: Salat, Gemüsesuppe, Fruchtsalat oder Joghurt. Trinken Sie danach ca. 280 ml Wasser mit einem Esslöffel Flohsamenpulver vermischt – oder nehmen Sie Flohsamenpulverkapseln ein (Angaben des Herstellers beachten). Der Brei wird dabei helfen, den Darm und darin angesammelte Giftstoffe zu säubern.

Gönnen Sie sich eine Do-it-yourself-Gesichts- und Nackenmassage, bevor Sie ins Bett gehen (siehe Seite 63), um Verspannung zu lösen. Stellen Sie sich eine Flasche Mineralwasser und ein Glas auf Ihren Nachttisch für den nächsten Morgen bereit. Versuchen Sie, früh ins Bett zu gehen.

Tag 1 und 2

Anmerkung: Der Ablauf ist an beiden Tagen gleich. Während des gesamten Tages sollten Wasser und Kräutertees getrunken werden. Nehmen Sie sich vor, mindestens 2 l stilles Mineralwasser oder gefiltertes Wasser zu trinken.

7.00 h: Wachen Sie langsam auf. Genießen Sie die Vorstellung, dass die nächsten beiden Tage nur Ihnen allein gewidmet sind. Trinken Sie langsam ca. 280 ml Wasser. Bürsten Sie sich nun kraftvoll mit der Körperbürste ab, um den Kreislauf und das Lymphsystem anzuregen. Darauf

7.00

sollte eine Dusche oder ein Bad folgen. Reiben Sie sich nun mit natürlicher, unparfümierter Bodylotion ein. Alternativ können Sie auch die nasse Haut mit einem Teelöffel Mandelbaum- oder Sonnenblumenöl einreiben und trocknen Sie sich danach kurz ab. Ziehen Sie warme und bequeme Kleidung an.

7.30

7.30 h: Yoga. Öffnen Sie die Fenster und lassen Sie frische Luft herein. Der Sonnengruß (siehe Seite 95) eignet sich hervorragend, um den Körper zu beleben und zu dehnen. Er regt im Körper weiterhin die Beseitigung von Abfallprodukten an.

8.30

8.30 h: Morgendliche Meditation. Suchen Sie sich eine Methode aus Kapitel 4 aus. Machen Sie sich keine Sorgen, falls ablenkende Gedanken auftauchen und die Konzentration stören – dies ist normal und unterläuft selbst erfahrenen Meditierenden. Versuchen Sie nicht, diese Gedanken mit Gewalt aus Ihrem Kopf zu vertreiben, sondern lassen Sie diese langsam hinwegfließen. Kehren Sie dann zu Ihrem anvisierten Punkt, welchen Sie für Ihre Meditation gewählt haben, zurück. Dies könnte Ihnen während einer Sitzung häufiger wiederfahren.

9.00

9.00 h: Gießen Sie heißes gefiltertes oder Mineralwasser in eine Tasse und fügen Sie je einen Teelöffel frischen Zitronensaft und Honig hinzu. Trinken Sie langsam.

Vormittags: Entspannen Sie sich einfach. Lesen Sie ein Buch oder die Zeitung, oder schauen Sie Fernsehen oder einen Videofilm. Trinken Sie stets ein Glas Wasser, wenn Sie durstig sind. Trinken Sie mindesten 280 ml.

13.00

13.00 h: Ein weiteres Heißwasser-Zitronensaft-Honiggetränk (wie am Morgen).

14.00

14.00 h: Gehen Sie für mindestens 30 Minuten an die frische Luft und walken Sie. Die sportliche Betätigung wird Ihr frisch mit Sauerstoff angereichtes Blut durch den ganzen Körper bewegen und die Beseitigung von Giftstoffen anregen.

Führen Sie die Pilates Übung durch, wenn Sie wieder nach Hause kommen. Dies wird den Körper stärken, Ihre Gelenkigkeit steigern und Muskelverspannungen lösen. Sie werden sich sowohl körperlich als auch im emotional besser fühlen.

15.30 h: Trinken Sie ca. 280 ml Wasser. Gönnen Sie sich eine Massage. Wenn Sie sich keinen Termin buchen konnten, wenden Sie die Selbstmassage-Übung (siehe 63) an. Entspannen Sie nun oder halten Sie ein kleines Nickerchen, wenn Sie müde sind. 15.30

18.00 h: Ein weiteres Heißwasser-Zitronensaft-Honiggetränk. Trinken Sie aufmerksam und bedächtig. Lassen Sie die Flüssigkeit vor dem Schlucken in Ihrem Mund umherwandern. Schlingen Sie das Getränk nicht herunter. 18.00

18.30 h: Entspannungs- und Atemübungen, gefolgt von Ihrer zweiten Meditationssitzung des Tages. 18.30

20.00 h: Nehmen Sie ein hydrotherapeutisches Bad (siehe Kapitel 5). Falls Sie irgendwelche Nebenwirkungen bemerken sollten, wählen Sie ein Bad, das zur Linderung dieser Symptome passt. Wickeln Sie sich danach warm ein. 20.00

21.00 h: Nehmen Sie ein letztes Heißwasser-Zitronensaft-Honiggetränk. Gehen Sie früh ins Bett. 21.00

– Zusammenfassung –

07.00 h: Glas Wasser; Körperbürste; Bad oder Dusche.

07.30 h: Yoga-Übung Sonnengruß.

08.30 h: Morgendliche Meditation.

09.00 h: Heißwasser-Zitronensaft-Honiggetränk

Am Morgen: 280 ml Wasser; Entspannung.

13.00 h: Heißwasser-Zitronensaft-Honiggetränk

14.00 h: Flotter Spaziergang; Pilates-Übung.

15.30 h: 280 ml Wasser am Nachmittag; Massage; Entspannung oder Schlaf.

18.00 h: Heißwasser-Zitronensaft-Honiggetränk

18.30 h: Entspannungs- und Atemübungen; abendliche Meditation.

20.00 h: Hydrotherapeutisches Bad.

21.00 h: Heißwasser-Zitronensaft-Honiggetränk

* Während des gesamten Tages sollte Wasser und Kräutertee getrunken werden. Nehmen Sie sich vor, mindestens 2 l stilles oder gefiltertes Mineralwasser zu trinken.

UMGANG MIT NEBENWIRKUNGEN

Sie können davon ausgehen, dass Sie sich am ersten Tag Ihres Fastens ziemlich schlecht fühlen werden. Es kann sein, dass Ihnen schlecht ist, Sie Kopfschmerzen haben, frieren und vielleicht sogar ein wenig beunruhigt sind. Ihre Konzentrationsfähigkeit wird absinken und Sie werden sich vielleicht ein wenig gereizt fühlen.

Am zweiten Tag werden Sie vielleicht feststellen können, dass einige dieser Symptome – wie zum Beispiel die Kopfschmerzen – nachlassen, jedoch durch andere ersetzt werden. Zu den üblicherweise während des Fastens auftretenden Reaktionen zählen eine verstopfte Nase, Hautausschlag und starker Körpergeruch. Es kann sein, dass Ihnen weiterhin kalt ist und Sie sich etwas verwirrt fühlen.

Auch wenn es sich vielleicht nicht so anfühlt, so sind dies alles gesunde Anzeichen dafür, dass sich Ihr Körper entgiftet. Es ist aber wichtig, dass Sie auf Ihren Körper achten und auch auf ihn hören. Wenn Sie also nur noch schlafen wollen, dann tun Sie das. Wenn Sie sich erschöpft fühlen, jedoch nicht schlafen können, wenden Sie einige Entspannungs- und Atemübungen an, um die Beseitigung von Giftstoffen zu beschleunigen.

Versuchen Sie während dieser zwei Tage öfters an die frische Luft zu gehen. Es muss nicht unbedingt sehr anstrengend sein, aber walken Sie so flott, dass der Blutkreislauf auf Touren gebracht wird. Ein Schub frischer Luft wird ebenso die schnelle Beseitigung der Giftstoffe anregen.

Bedenken Sie, dass jegliche Symptome im Laufe der Zeit nachlassen und Sie sich leicht und energiegeladen fühlen werden.

WIE SIE IHR ZWEITÄGIGES FASTEN BEENDEN

Da dies das intensivste aller Entgiftungsprogramme darstellt, sollten Sie in diesem Fall besonders sorgfältig auf die Rückkehr zum Verzehr normaler Speisen achten. Einige Fachleute empfehlen, einen Tag lang frischen Frucht- oder Gemüsesaft und viel Wasser zu trinken. Andere sind der Ansicht, dass der Verzehr von ganzen Früchten vorzuziehen sei, da das Fruchtfleisch den Darm stimuliert.

Naturheilkundler Leon Chaitow rät dazu, dass Sie zum Frühstück einen Bratapfel oder ein Apfel-Birnen-Püree und zum Mittag einen kleinen Salat aus kleingeraspeltem Gemüse zu sich nehmen. Am Abend empfiehlt er eine Mahlzeit aus leicht gekochten Zucchini, Kartoffeln, Kürbis und Mohrrüben, oder eine kleine Gemüseschüssel. Trinken Sie während des gesamten Tages weiterhin viel Wasser.

Steigern Sie in den darauffolgenden Tagen die Größe der Portionen und die Variationen der Speisen, bis Sie zu Ihrer normalen und ausgewogenen Ernährung zurückgekehrt sind.

Sehr gut. Sie haben vielleicht nicht geglaubt, dass Sie es schaffen würden, aber Sie haben es geschafft. Ihr berauschter Geist wird nun schärfer sein und Sie werden vor Vitalität nur so strotzen. Es kann sogar sein, dass Sie sich vor Komplimenten, wie gut Sie doch aussehen, kaum noch retten können. Versuchen Sie aber nicht, in der Hinsicht weiter zu fasten, um sich möglicherweise noch besser zu fühlen. Ohne medizinische Begleitung sollten Sie dieses Fasten auf keinen Fall länger als zwei Tage durchführen.

– KAPITEL 12 –

Die Wochenend-Gesundheitsfarm-Entgiftung

Dieses Programm erschafft alle Vorzüge einer Gesundheitsfarm in Ihren eigenen vier Wänden – vollkommende Entspannung, eine handvoll Verwöhnkuren, leichte sportliche Betätigung und eine reiche Menge an gesunden und köstlichen rohen und fast-rohen Früchten und Gemüse. Und es wird Sie kein Vermögen kosten. Außerdem müssen Sie nicht auf teure Produkte zurückgreifen. Selbstgemachte Kosmetika werden immer beliebter und an diesem Wochenende wird es Ihnen möglich sein, Ihre Küchenschränke und Regale zu überfallen, um natürliche, konservierungsmittelfreie Kosmetika herzustellen. Falls Sie empfindliche Haut haben, sollten Sie dies vorher auf einem kleinen Bereich der Haut testen, bevor Sie ein neues Mittel verwenden.

Hauttest

Testen Sie neue Produkte auf der weichen Hautpartie an der Innenseite des Handgelenks. Warten Sie 20 Minuten und spülen Sie das neue Produkt ab. Wenn Ihre Haut gerötet und gereizt ist, scheinen Sie gegenüber diesem Produkt empfindlich zu reagieren und sollten es somit nicht verwenden.

Vorbereitung

FRÜHZEITIGE PLANUNG

Tragen Sie Ihre Wochenend-Gesundheitsfarm-Entgiftung in Ihren Terminkalender ein. Wie beim Tages- oder Zweitages-Fasten sollten Sie auch hier einen Zeitraum wählen, an welchem Sie nichts weiter geplant haben und Sie von niemanden gestört werden. Betrachten Sie die Entgiftung als Behandlung, als eine Zeit, in der Sie ruhig sein und sich selbst verwöhnen können.

ZWEI WOCHEN DAVOR

Sorgen Sie dafür, dass Ihr Zuhause makellos sauber und aufgeräumt ist. Während einer Entgiftung ist es Ihr Ziel, Ihre Energiereserven aufzuladen. Nach der Lehre von Feng Shui hat ein unordentliches Zuhause zur Folge, dass stagnierendes Chi diese Energiereserven belasten kann.

EINE WOCHE DAVOR

Trennen Sie sich von Speisen, die Sie während der Entgiftung in Versuchung bringen könnten – Kuchen, Gebäck, zuckerhaltige Getreide, Käse – oder andere Dinge, die Sie schwach werden lassen. Vermeiden Sie Tee, Kaffee, Alkohol, Fleisch, Zucker und Zigaretten; so wird Ihnen die Entgiftung leichter fallen.

Beginnen Sie damit, Samen, Bohnen und Körner – wie zum Beispiel Alfalfasamen, braune Linsen, Kichererbsen und Mungobohnen – für Ihre Salate wie folgt sprießen zu lassen:

1. Legen Sie Ihre Saat in ein großes Sieb und spülen Sie sie gut ab.
2. Füllen Sie sie in ein großes Gefäß und bedecken Sie sie mit reichlich Wasser.
3. Lassen Sie das Gefäß an einem warmen Platz über Nacht stehen.
4. Gießen Sie das Wasser ab, in welchem die Saat eingeweicht wurde.

Sollte jedoch alles Wasser aufgesogen worden sein, füllen Sie etwas hinzu und lassen Sie es noch ein wenig stehen.

5. Kippen Sie Ihre Saat in ein großes Sieb und spülen Sie diese gut unter fließendem Wasser ab.
6. Wiederholen Sie Punkt 5 jeden Morgen und jede Nacht. Nach ungefähr drei Tagen sollten die Sprossen verzehrbereit sein.

Beginnen Sie damit, die Dinge, die Sie für Ihre Wochenend-Entgiftung benötigen werden, bereitzustellen:

- Ätherische Öle, als Raumduft und zur Nutzung im Bad
- Kerzen, um entspannendes Licht zu erhalten
- Ihre Lieblings-CDs und Kassetten – oder kaufen Sie neue
- Bücher und Magazine
- 3 l stilles Mineralwasser in Flaschen oder eine neue Filterkartusche für den Wasserfilter
- koffeinfreier Kräuter- und Früchtetee
- Sonnenblumen-, Sesam- und Kürbiskerne
- Vitamin E-Kapseln
- Weizenkeimöl
- Nachtkerzenöl
- Entblätterungs- und Gesichtsmasken (falls Sie keine eigenen herstellen wollen)
- Haar- und Nagelpflegeprodukte
- Watte
- Baumwollhandschuhe
- Bimsstein
- Körperbürste oder Luffa-Schwamm

Kaufen Sie kurz vor dem Wochenende folgende, möglichst aus biologischem Anbau stammende Produkte:

- Früchte, Gemüse und Kräuter für die Mahlzeiten
- Zutaten (Früchte, Kräuter, etc.) für die Herstellung Ihrer eigenen natürlichen Schönheitsprodukte. (Lesen Sie sich die hier abgedruckten Anleitungen genau durch und richten Sie sich nach Ihrem Hauttyp.)

IN DER NACHT DAVOR (FREITAG)

Denken Sie, sobald Sie von der Arbeit nach Hause kommen, an Ihre Entgiftung. Nehmen Sie eine leichte Mahlzeit zu sich – einen Salat oder einen Teller Suppe mit Vollkornbrot ohne Butter. Trinken Sie Wasser oder Kräutertee. Nehmen Sie Flohsamen- oder Leinsamenkapseln zu sich (beachten Sie dabei die Anweisungen des Herstellers), um die Beseitigung von Giftstoffen durch Ihren Darm zu unterstützen. Gönnen Sie sich eine Do-it-yourself-Gesichts- und Nackenmassage (siehe Seite 63), um Verspannungen zu lösen und gut schlafen zu können. Gehen Sie früh ins Bett.

Tag 1 (Samstag)

Anmerkung: Während des gesamten Tages sollten Sie Wasser und Kräutertees zu sich nehmen.

7.00 h: Wachen Sie langsam auf und erfreuen Sie sich an dem Gedanken, dass das gesamte Wochenende nur Ihnen allein gewidmet ist.
7.00 Machen Sie sich ein Glas heißes Wasser mit Zitronensaft, welches dabei hilft, Ihre Säureproduktion zu regulieren. Trinken Sie langsam. Bürsten Sie sich nun forsch mit der Körperbürste ab, um den Kreislauf und das Lymphsystem zu stimulieren und tote Hautzellen abzubürsten. Nehmen Sie nun ein Bad oder duschen Sie. Fahren Sie nun mit natürlicher, unparfümierter Bodylotion fort. Alternativ können Sie auch die nasse Haut mit einem Teelöffel Mandelbaum- oder Sonnenblumenöl einreiben und trocknen Sie sich danach kurz ab.

8.00 h: Frühstück. Eine große Schüssel Fruchtsalat ist ein gesunder
8.00 und anhaltender Start in den Tag. Den Tag mit Früchten einzuleiten gibt der Leber einen Schub, worauf diese beginnen wird, angesammelte Abfallprodukte abzubauen. Wählen Sie Früchte, die Sie gern mögen oder die gerade saisonal erhältlich sind, aus. Machen Sie einen Versuch mit einer Frucht, die Sie sonst nicht essen. Fügen Sie

eine handvoll Nüsse oder Körner, wie zum Beispiel Sonnenblumen-, Kürbis- oder Sesamkörner hinzu, welche allesamt wichtige essentielle Fettsäuren enthalten.

9.00 h: Verwöhnen Sie sich selbst. 9.00

SECHS-STUFEN-GESICHTSMASKE

Binden Sie sich gegebenenfalls zunächst die Haare zusammen.

1. Benutzen Sie Ihr normales Gesichtsreinigungsmittel, um Gesicht und Hals zu waschen. Während Sie das tun, können Sie die folgende einfache Lymphdrainagentechnik ausprobieren; diese wird sowohl den Kreislauf anregen als auch die Fähigkeit Ihrer Haut, Giftstoffe auszustoßen, verbessern.
   - Pressen Sie mit den Mittelfingern sanft auf die folgenden Punkte: 5 cm über Ihren Augenbrauen, über der Nase und dann direkt über den Augenbrauen.
   - Bewegen Sie die Finger 5 cm zur Seite und wiederholen Sie diese Sequenz 5 cm über und direkt über den Augenbrauen.
   - Pressen Sie danach Ihre Wangenknochen, dann den Bereich neben der Nase, dann die Wangen und dann das Kinn.
   - Bewegen Sie die Finger 5 cm zu Seite und wiederholen Sie die Sequenz.

Vergewissern Sie sich, dass Sie alle Spuren des Gesichtsreinigers entfernt haben, wenn Sie diese Lymphdrainagensequenz durchführen.

2. Entfernen Sie nun mit einem Peeling tote Hautzellen von Ihrem Gesicht und erhellen Sie dadurch gleichzeitig Ihre Gesichtsfarbe. Tote Hautzellen, die zu lange an der Hautoberfläche verbleiben, können Ihr Gesicht stumpf aussehen lassen, die Poren verstopfen und in manchen Fällen Infektionen hervorrufen. Durch leichtes

Scheuern in kreisförmigen Bewegungen wird die Haut stimuliert und gereinigt, der Kreislauf angeregt und erschlaffte Muskeln gestrafft. Massieren Sie langsam Kopf und Hals und waschen Sie sich danach mit lauwarmen Wasser ab.

Falls Sie kein regelmäßiges Peelingpräparat verwenden, können Sie auch versuchen, Ihr eigenes herzustellen.

Hausgemachte Peelings

Alle Hauttypen

- Zerstampfen oder pürieren Sie einen großen reifen Pfirsich. Fügen Sie einen Teelöffel Hafermehl hinzu.

Trockene Haut

- Mischen Sie einen Teelöffel gemahlene Mandeln mit ausreichend klarem Honig, um eine Paste zu formen.

Fettige Haut

- Mischen Sie einen Teelöffel granulierter Zucker mit Seifenschaum.

Empfindliche Haut

- Vermischen Sie einen Teelöffel Streuzucker mit Ihrer normalen Reinigungsmilch.

3. Mit Hilfe von Dampf reinigen Sie die Tiefen Ihrer Haut und sorgen für Entspannung. Dies regt die Freisetzung von Nährstoffen an Ihre Haut sowie die Beseitigung von Giftstoffen an.

   Sie können die Effektivität einer Dampfbehandlung für das Gesicht auch durch die Zugabe von Kräutern in die Schüssel (siehe Seite 163) verbessern. Kräuter helfen, die Haut zu heilen, zu beruhigen und zu reinigen. Manche werden Pickel hervorrufen, andere Mitesser beseitigen, alle sind jedoch besänftigend und entspannend.

Vorsicht: Eine Dampfbehandlung eignet sich in der Regel zwar für alle Hauttypen, manche Therapeuten raten jedoch von dieser Anwendung ab, wenn Sie eine sehr trockene oder empfindliche Haut oder sichtbare Venen haben. Die Anwendung von Dampf kann bei schwerer Akne ebenso zu Hautirritationen führen.

Welche Kräuter?

Benutzen Sie die folgenden Kräuter einzeln oder in Kombination mit anderen, um die Wirkung Ihrer Dampfreinigung zu steigern.

- **Kamille:** Die Blüten beruhigen und kühlen.
- **Beinwell (Comfrey):** Die Wurzel wirkt als Zugabe in einer Dampfbehandlung antiseptisch.
- **Löwenzahn:** Die Blüten heilen.
- **Fenchel:** Die Blätter sind beruhigend und anregend.
- **Geranie (Pelargonie):** Die Blüten und Blätter heilen und regenerieren.
- **Lavendel:** Die Blüten und Blätter sind antiseptisch.
- **Zitronenmelisse:** Die Blätter beruhigen und adstringieren.
- **Ringelblume:** Die Blüten und Blätter heilen.
- **Orangenblüte:** Beruhigt.
- **Petersilie:** Heilt.

- Geben Sie zwei Hände voll der Kräuter Ihrer Wahl in eine große Schüssel und bedecken Sie diese mit 1 l kochendem Wasser.
- Bedecken Sie Ihr Haar. Brechen Sie eine Vitamin E Kapsel auf und massieren Sie die enthaltene Flüssigkeit in Ihr Gesicht ein, um vor sichtbaren Venen zu schützen. Alternativ können Sie bei trockener Haut auch ein wenig Nachtkerzenöl in die Schüssel geben – Ihre Haut wird das Öl in Form von kleinsten Tröpfchen aufnehmen.
- Halten Sie Ihr Gesicht ungefähr 30 cm über dem Wasser und legen Sie ein Handtuch über Kopf und Schüssel, damit der Dampf nicht herausweicht.
- Bleiben Sie für zehn Minuten unter dem Handtuch.

- Trocknen Sie Ihr Gesicht ab und erfrischen Sie Ihre Haut mit lauwarmen Wasser.

Anmerkung: Geben Sie Ihrer Haut einen Moment Zeit, um sich abzukühlen, bevor Sie sie kälteren Temperaturen aussetzen.

4. Tragen Sie eine Gesichtsmaske auf, um die Haut noch weiter zu reinigen. Dies wird ebenfalls die Zirkulation in Richtung Ihrer Haut ausrichten, wodurch Giftstoffe gelöst und das Gewebe und der Hautton verbessert werden. Benutzen Sie entweder Ihre übliche Gesichtsmaske oder stellen Sie sich eine eigene aus den unten folgenden Rezepten her.
   - Tragen Sie die Maske sanft mit den Fingerspitzen auf und achten Sie darauf, dass Sie nicht an der Haut zerren. Vermeiden Sie die empfindlichen Stellen um den Mundraum herum.
   - Legen Sie sich hin und entspannen Sie. Falls Sie eine selbstgemachte Maske verwenden, geben Sie dieser 15-20 Minuten zum Trocknen. Halten Sie Ihr Gesicht so still wie möglich – jede Bewegung könnte die Maske brechen lassen und Ihre Effektivität verringern.
   - Waschen Sie die Maske mit lauwarmem Wasser und Watte oder einem sanften Gesichtsreinigungstuch ab.

Hausgemachte Gesichtsmaske

Die Maske sollte dünn genug sein, um beim Auftragen auf das Gesicht nicht an der Haut zu zerren, jedoch dick genug, um nicht zu verlaufen. Benutzen Sie einen sanften Pinsel, um sehr dünne Masken aufzutragen.

Alle Hauttypen

- Zerstampfen Sie zwei grüne Paprika und vermischen Sie diese mit Hafermehl, um eine nähstoffhaltige Maske zu erhalten.
- Joghurt-Hefe-Maske: Mischen Sie je einen Esslöffel einfachen Joghurt und Bierhefe mit einem Teelöffel Zitronensaft, bis die Mixtur glatt ist. Sollten Sie trockene Haut haben, können Sie zusätzlich

einen Teelöffel Olivenöl hinzugeben. Diese Maske reinigt und erfrischt, neigt aber auch zum Herausbringen von Pickeln, bevor sie sie beseitigt.

Trockene Haut

- Mischen Sie zwei Anteile Creme mit einem Anteil Honig.
- Fruchtmaske. Zerstampfen Sie das Fleisch einer halben reifen Avocado mit je einem Esslöffel frischen Zitronen- und Tomatensaft, bis es eine weiche Masse ergibt. Diese nährstoffreiche Maske ist ideal für trockene Haut.

Fettige Haut

- Geschlagenes Eiweiß ergibt eine straffe Maske.
- Gurkenmaske. Zerstampfen Sie eine halbe große und geschälte Gurke zu einem Brei und fügen Sie ½ Teelöffel frischen Zitronensaft und einen Teelöffel Haselnuss hinzu. Verrühren Sie dies mit einem geschlagenen Eiweiß. Diese straffende Maske wird hilfreich sein, das Gewebe Ihrer Haut zu verbessern.

Mischhautkombination

- Erdbeermaske. Zerstampfen Sie vier große Erdbeeren mit ausreichend Hafermehl bis eine dicke Paste entsteht. Diese Maske ist sowohl reinigend als auch heilend.

5. Benutzen Sie ein *Toner-*, *Freshener-* oder *Astringent*-Gesichtswasser, um die letzten Spuren Ihres Gesichtsreinigers zu entfernen, die Poren zu straffen, eine klarere Haut zu erhalten und ihren pH-Wert wiederherzustellen. *Toner* eignen sich für trockene und empfindliche Haut; *Freshener* für normale Haut. *Astringent* ist das stärkste Gesichtswasser und nur für fettige Haut geeignet.

   Die folgende Spülung eignet sich für alle Hauttypen.

   - Essigspülung. Fügen Sie dem zur Spülung benutzten Wasser einen Esslöffel Apfelessig hinzu.

6. Als Letztes sollten Sie Ihrem Gesicht mit normaler Lotion oder Creme Feuchtigkeit zukommen lassen – Sie können aber auch die

unten beschriebene, schnell-erstellte Lotion selbst herstellen. Tragen Sie für den Rest des Tages kein Make-up auf.

- Aloe Vera Feuchtigkeitslotion. Tragen Sie einfach mit den Fingerspitzen ein paar Tropfen Aloe Vera-Gel auf Ihr gereinigtes Gesicht auf. Dies wird Ihre Haut erfrischen und weich machen und ist für alle Hauttypen geeignet.

11.00

11.00 h: Führen Sie vor dem Mittagessen noch den Pilates-Übungsplan durch (siehe Seite 78). Die Dehnübungen sind nicht anstrengend und werden trotzdem Ihre Atmung, Haltung und innere Gesundheit verbessern.

Verbringen Sie die restliche Zeit bis zum Mittagessen mit Entspannung.

13.00

13.00 h: Mittagessen – großer Salat. Es sind dem keine Grenzen gesetzt, was Sie Ihrem Salat hinzufügen. Als Basis können Sie aus folgendem auswählen:

- Avocado
- Rote Beete
- Mais
- Sellerie
- Zucchini
- Römischer Salat
- Mohrrüben
- Rote Paprika
- Champignons
- Tomaten
- Rot- oder Weißkohl

Zusätzliche Nahrungsmittel und zur Würzung:

- Gekeimte Samen und Hülsenfrüchte
- Sonnenblumen-, Kürbis- oder Sesamkerne
- Dressing aus Olivenöl und Apfelessig (oder frischem Zitronensaft)
- Frische Kräuter, z.B. Petersilie oder Koriander

Gefolgt von einem Stück Obst.

Zerhacken, raspeln, zerreiben oder zerschneiden Sie Ihr ausgewähltes Salatgemüse. Bedecken Sie es mit gekeimten oder ganzen Samen. Fügen Sie ein wenig Dressing hinzu. Essen Sie den Salat langsam und bedächtig und erfreuen Sie sich an seinem Geschmack. Falls Sie grundsätzlich ein schneller Esser sind, schlucken Sie jeden Bissen zunächst herunter, bevor Sie die nächste Gabel füllen. Kauen Sie jeden Bissen gründlich. Geben Sie Ihrem Essen die Möglichkeit zur Verdauung, bevor Sie abräumen und abwaschen.

14.00-16.00 h: Gönnen Sie sich ein wenig Ruhe und lesen Sie ein Buch, schauen Sie ein Video, hören Sie Musik oder halten Sie ein Nickerchen, 14.00
wenn Sie sich müde fühlen. Danach sollten Sie sich schnell an frischer Luft bewegen (beachten Sie die richtige Technik, siehe S. 103).

16.00 h: Geben Sie sich selbst eine Maniküre. Entfernen Sie jeglichen Nagellack. Feilen Sie Ihre Nägel mit einer Nagelfeile, indem Sie sich von den äußeren Ecken zur Mitte vorarbeiten. Massieren Sie Nagelhautent- 16.00
härter (siehe unten) in die Seiten und in das Nagelbett ein. Lassen Sie Ihre Nägel fünf Minuten in warmem Seifenwasser aufweichen. Trocken Sie die Nägel nun ab. Ziehen Sie die Nagelhaut mit einem Wattebausch vorsichtig zurück. Färben Sie die Nägel zu einem natürlichem Glanz, indem Sie ein wenig Weizenkeimöl oder Vitamin E-Creme auftragen.

Hausgemachter Nagelhautenthärter

Vermischen Sie einen Esslöffel Rizinusöl mit einem Esslöffel Glycerin und massieren Sie es in die Nagelhaut ein.

Handmassage

Es ist Ihnen vielleicht nicht bewusst, aber ein Großteil der Anspannung wird in den Händen verwahrt. Tägliche Aktivitäten wie das Tragen und Aufnehmen von Gegenständen, Auto fahren und das Schreiben an einer Tastatur tragen allesamt ihren Anteil an dieser aufgestauten Anspannung. Eine Massage wird Ihren Händen nicht nur eine wohlverdiente Dehnung eröffnen, sondern ebenso dabei hilfreich sein, sie stark und flexibel zu halten.

Diese einfache Massage benötigt nur fünf Minuten und ist ein wunderbarer Weg, die Maniküre abzurunden.

1. Legen Sie Ihre linke Hand auf den Schoß oder auf einen Tisch.

2. Atmen Sie ein. Drücken Sie nun während des Ausatmens den Daumen der rechten Hand in den Rücken der linken Hand. Kreisen Sie mit Ihrem Daumen fest über den gesamten Bereich des Handrückens.
3. Drehen Sie Ihre Hand um und wiederholen Sie dies in Ihrer Handfläche. Konzentrieren Sie sich auf die dicken Muskelballen auf jeder Seite.
4. Gleiten Sie mit dem Daumen auf der Rückseite der Hand die Finger in Richtung des Handgelenks hinunter.
5. Pressen Sie mit Hilfe des Daumens und des Zeigerfingers jeden Finger nach unten. Arbeiten Sie sich nun vom Fingeransatz bis zur Spitze hinauf und ziehen Sie dabei jeden Finger nach oben. Drehen Sie die Finger an den Fingerknöcheln ein wenig hin und her. An der Fingerspitze angekommen, sollten Sie den Finger nun fest drücken und ihn lang ziehen.

18.00

18.00 h: Abendessen – gekochtes Gemüse oder Gemüsepfanne. Machen Sie sich einen großen Teller mit leicht gekochtem (fast rohem) Gemüse. Falls Sie sich für eine Gemüsepfanne entschieden haben, braten Sie das Gemüse nur 2-3 Minuten, sodass es noch knackig (fast roh) bleibt – und benutzen Sie nur ganz wenig Olivenöl. Suchen Sie sich drei oder vier verschiedene Gemüsesorten aus. Wie schon beim Salat sind auch hier die Möglichkeiten schier endlos. Die folgende Liste wird Ihnen auf die Sprünge helfen.

- Mais
- Brokkoli
- Blumenkohl
- Chinakohl
- Zucchini
- Bohnen
- Frühkohl
- Spinat
- Keime
- Zuckererbsen

Zusätzliche zur Würzung:

- frische Kräuter
- Tamari- oder Sojasauce
- Sonnenblumen-, Sesam- oder Kürbiskerne
- Pinienkerne
- 2 fein geschnittene Frühlingszwiebeln

Essen Sie wie schon beim Mittagessen auch dieses Mal aufmerksam. Sitzen Sie nach dem Essen ruhig, damit die Mahlzeit verdaut werden kann, bevor Sie abräumen und abwaschen.

19.00 h: Meditation. Wählen Sie eine Methode aus Kapitel 4.

20.00-21.00 h: Hydrotherapeutisches Bad. Nehmen Sie eines der in Kapitel 5 beschriebenen Bäder. Tauchen Sie unter, schließen Sie die Augen und entspannen Sie sich. Füllen Sie heißes Wasser nach, sobald das Bad abkühlt.

Reiben Sie Ihre Hände bevor Sie ins Bett gehen mit Weizenkeimöl, welches reich an Vitamin E ist, oder mit einer Vitamin E-Creme ein. Ziehen Sie ein Paar passende, jedoch nicht zu enge Baumwollhandschuhe an und behalten Sie diese auch über Nacht an. Der Schweiß Ihrer Hände wird sich mit der Handlotion vermischen und die Haut weich machen.

– Zusammenfassung: Tag 1 (Samstag) –

07.00 h: Aufwachen; Glas heißes Wasser mit Zitrone; Körperbürste; Bad oder Dusche.

08.00 h: Frühstück – große Schüssel Obstsalat (wenn möglich, am Tag zuvor vorbereitet).

09.00 h: Gesichtsmaske.

11.00 h: Pilates-Übung, Entspannung.

13.00 h: Mittagessen – großer Salat.

14.00 -16.00 h: Entspannung, danach flotter Spaziergang.

16.00 h: Handpflege und – Massage.

18.00 h: Abendessen – gekochtes Gemüse oder Gemüsepfanne.

19.00 h: Meditation.

20.00 h: Bad, Handpflege abschließen. Bett.

* Während des gesamten Tages sollten Wasser und Kräutertees getrunken werden. Nehmen Sie sich vor, mindestens 2 l stilles oder gefiltertes Mineralwasser zu trinken.

Tag 2 (Sonntag)

7.00

7.00 h: Wachen Sie langsam auf und denken Sie einen Moment darüber nach, dass Sie sich einen weiteren Tag nur um sich selbst kümmern können. Machen Sie sich ein Glas heißes Wasser mit Zitronen, um den Säure-/Basenanteil in Ihrem Magen ins Gleichgewicht zu bringen. Bürsten Sie sich anregend mit der Körperbürste ab, worauf eine Dusche oder ein Bad folgen sollte, um alle Giftstoffe, die während der Nacht ausgeschwitzt worden sind, abzuwaschen. Darauf sollte eine natürliche, unparfümierte Bodylotion folgen. Alternativ können Sie auch die nasse Haut mit einem Teelöffel Mandelbaum- oder Sonnenblumenöl einreiben und trocknen Sie sich danach kurz ab.

8.00

8.00 h: Yoga-Übung – Sonnengruß (siehe Seite 95). Diese wunderbare Übung wird Ihren Körper vollständig dehnen, den Kreislauf anregen und sowohl die Nährstoffversorgung Ihrer Körperzellen als auch den Abbau von Abfallprodukten verbessern.

9.00

9.00 h: Frühstück – Obstsalat oder leichter Fruchtdrink. Ein Fruchtdrink wie Ihr morgendlicher Heißwasser/Zitronen-Mix ist nährreich und mit starken Geschmack und hilft, die Magensäure zum Basischen hin auszugleichen. Trinken Sie langsam und bewegen Sie die Flüssigkeit zunächst in Ihrem Mund umher, um schon dort den Verdauungsprozess zu starten.

Richten Sie sich Ihren Früchtedrink her, indem Sie einige ausgewählte Früchte und eine Banane zerstampfen und etwas Wasser hinzufügen. Geben Sie mehr Wasser hinzu, falls das Getränk zu dickflüssig sein und mehr Früchte, falls es zu flüssig sein sollte.

11.00 h: Entgiften Sie Ihre Haare. Verbringen Sie die Zeit bis zum Mittagessen mit der Pflege Ihres Haars. Der Zustand Ihrer Haare hängt davon ab, wie Sie es pflegen und spiegelt Ihren allgemeinen Gesundheitszustand und Ihr Wohlbefinden wieder. Der Zustand der Haare gibt Aufschluss darüber, ob Sie gestresst sind und sich ungesund ernähren oder ob Sie entspannt sind und sich ausgewogen ernähren.

11.00

Um gesundes, glänzendes Haar zu bekommen, müssen Sie Ihre körperliche und emotionale Gesundheit verbessern. Alles, was Sie an diesem Wochenende tun werden – sich gesund ernähren, Sport treiben, an die frische Luft gehen, durch Meditations- und Entspannungsübungen ruhiger werden – wird Ihrem Haar den nötigen Schub geben, soweit es nicht im optimalen Zustand ist, oder helfen, dem Haar Glanz und Vitalität zu verleihen.

Rettung des Haars

Gewöhnen Sie es sich an, die schweren Rückstände, welche Haarfestiger und Styling-Produkte hinterlassen, zu entfernen. Fügen Sie einfach ein wenig Apfelessig hinzu, wenn Sie die Haare nach dem Shampoonieren ausspülen.

Tief pflegende Haarspülung

Sie können eine simple Heißölpackung oder die folgende hausgemachte Mixtur aus Eigelb und Öl versuchen.

- Verrühren Sie zwei geschlagene Eigelbe mit einem Esslöffel Öl (Mandel-, Kokosnuss- oder Walnussöl) und einem Tropfen eines ätherischen Öls (wie Zitrone, Mandarine, Jasmin, Rose, Sandelholz oder Rosmarin).
- Befeuchten Sie Ihr Haar ein wenig, indem Sie mit nassen Fingern hindurchstreichen.

- Massieren Sie Mixtur ins Haar und in die Kopfhaut ein. Wickeln Sie ein Handtuch um die Haare und entspannen Sie sich an einem warmen Platz oder nehmen Sie ein langes heißes Bad. Die Packung sollte mindestens für eine Stunde einwirken, wenn es geht, auch länger.
- Spülen Sie Ihr Haar mit warmen Wasser aus und tragen Sie im Anschluss das Shampoo auf. Massieren Sie es mit den Fingerspitzen in Ihre Kopfhaut ein. Gesundes Haar resultiert aus einer gesunden Kopfhaut und das Massieren während der Haarwäsche wird die Durchblutung und die Nährstoffversorgung in diesem Bereich verbessern. Sie werden ebenso eine Reihe von Shiatsu-Druckpunkten stimulieren, welchen nachgesagt wird, dass sie glänzendes, gesundes Haar fördern.
- Wenn Sie genügend Shampoo benutzt haben, brauchen Sie Ihr Haar nur einmal zu waschen. Wenn nicht, wiederholen Sie es. Spülen Sie Ihr Haar bis es sich blitzsauber anfühlt. Ein letztes Ausspülen wird den pH-Wert ins Gleichgewicht bringen und Ihrem Haar seidigen Glanz verleihen.

13.00

13.00 h: Mittagessen – ein großer Teller mit rohem Gemüse, wie bereits gestern, oder ein Salat. Sie können folgendes mischen:

- gehackter römischer Salat oder Weißkohl
- geschnittene Tomaten
- geschnittene grüne Paprika
- geschnittene Gurke
- zerschnetzelte Frühlingszwiebeln
- geschnittene Radieschen
- ein wenig grob geschnittene Petersilie oder Koriander
- ein paar geschnittene Minzzweige

Fügen Sie folgendes als Dressing hinzu:

- Olivenöl mit Zitronensaft
- frisch gemahlener schwarzer Pfeffer

Als Nachtisch können Sie ein Stück Obst zu sich nehmen. Geben Sie sich ein wenig Zeit zur Verdauung.

14.00 -15.00 h: Gehen Sie an die frische Luft. Frische Luft und Sauerstoff ermöglichen es dem Körper, effizienter zu entgiften. Danach sollten Sie sich einfach nur entspannen. Lesen Sie während dieser Ruhepause ein Buch, schauen Sie ein Video, hören Sie Musik oder halten Sie ein Mittagsschläfchen, falls Sie müde sind. Dies ist ebenso eine gute Zeit, um ein paar Entspannungstechniken anzuwenden (siehe Seite 49 ff. und 102). 14.00

15.30 h: Gönnen Sie sich eine Pediküre. Entfernen Sie jeglichen Nagellack. Lassen Sie Ihre Füße fünf bis zehn Minuten lang in einem Fußbad bestehend aus Tafelsalz und einem Spritzer Teebaumöl einweichen. Entfernen Sie während des Einweichens die Hornhaut mit einem Bimsstein. Trocknen Sie die Füße gründlich ab. Schneiden Sie die Fußnägel und feilen Sie diese in eine feste Richtung mit einer Nagelfeile glatt. Tauchen Sie ein Stück Baumwolle in ein wenig Mandelöl und drücken Sie die Nagelhaut damit sanft zurück. Massieren Sie Ihre Füße und cremen Sie sie mit ein wenig Weizenkeimöl oder Vitamin E-Creme ein. 15.30

Fußübungen

Schon das simple Umherwandern mit den nackten Füßen stellt für Ihre Füße eine wundervolle Anwendung dar. Befreit von den Einschränkungen, die Schuhe und Socken hinterlassen, können Sie die Füße auf diese Weise entspannen und dehnen. Versuchen Sie aber auch die folgenden simplen Übungen – sie helfen dabei, die Sehnen der Füße und der Zehen zu stärken und erfrischen gleichzeitig den gesamten Körper.

1. Stellen Sie sich mit den Füßen nebeneinander hin. Stellen Sie sich nun auf die Zehenspitzen und senken sich wieder herab. Wiederholen Sie dies.
2. Rollen Sie – weiterhin im Stand – die Zehen unter. Entspannen Sie und wiederholen Sie dies.
3. Setzen Sie sich hin und versuchen Sie, mit den Füßen eine Flasche über den Boden zu rollen.
4. Nehmen Sie – weiterhin sitzend – einen Stift oder eine Murmel mit den Zehen auf oder rollen Sie ihn/sie umher.

5. Kreuzen Sie sitzend die Beine und drehen Sie das Fußgelenk zehn Mal in die eine und daraufhin in die andere Richtung. Wechseln Sie die Beine und wiederholen Sie dies.

Fußmassage

Diese Fußmassage eignet sich hervorragend bei müden oder schmerzenden Füßen und entspannt auf wunderbare Art und Weise. Sie benötigen nur fünf Minuten.

1. Platzieren Sie Ihre Handballen an den beiden Seiten des Fußes und falten Sie die Finger unter dem Fuß zusammen. Atmen Sie ein. Lassen Sie die Hände während des Einatmens nach außen gleiten und pressen Sie mit den Fingern in die Sohle, um die Fußoberfläche zu strecken. Wiederholen Sie dies nun fünf Mal.
2. Bewegen Sie Ihre Daumen in kleinen Kreisen über die Oberseite des Fußes und atmen Sie aus, während Sie Ihr Gewicht ein wenig auf die Daumen verlagern. Achten Sie auf schmerzhafte Regionen und kehren Sie zu diesen zurück, nachdem Sie den gesamten Fuß bearbeitet haben.
3. Umfassen Sie den Fuß auf die gleiche Weise wie unter Punkt 1 und lassen Sie die Daumen von den Zehenzwischenräumen ausgehend in Richtung Knöchel gleiten.
4. Ändern Sie nun Ihre Position und legen Sie sitzend ein Bein auf das andere. Drehen Sie Ihren Fuß so, dass Sie die Fußsohle gut erreichen können. Atmen Sie ein und wieder aus und kreisen Sie mit den Daumen über die Fußsohle. Verlagern Sie hier ebenfalls ein wenig Ihr Gewicht auf die Daumen.
5. Hämmern Sie nun leicht mit der geballten Faust auf die Sohle und auf die Seitenbereiche des Fußes. Dabei sollte der Fuß in Position bleiben und nicht nachgeben. Achten Sie auch auf die Ferse. Das Handgelenk sollte locker bleiben und Sie sollten die Hand möglichst nahe am Fuß halten.
6. Während der Fuß in der gleichen Position verbleiben sollte, können Sie nun mit einigen „Karateschlägen" der Handkante die Fußsohle

bearbeiten. Halten Sie auch hier sowohl das Handgelenk als auch die Hand locker und entspannt.

7. Umgreifen Sie nun mit dem Zeigefinger abwechselnd jeden einzelnen Zeh; drücken Sie ihn, ziehen Sie ihn nach unten und dehnen und drehen Sie ihn möglichst gleichzeitig. Zuletzt sollten Sie noch einen festen Ruck am Zeh ausüben.
8. Wiederholen Sie diese Sequenz mit dem anderen Fuß.

16.00 h: Verbringen Sie den Rest des Tages mit Entspannung. Trinken Sie ein Glas Saft oder Kräutertee und nehmen Sie nach Belieben ein Stück Obst zu sich.

18.00 h: Abendessen. Bereiten Sie sich einen großen Teller mit leicht gekochtem oder kurz angebratenem Gemüse, gewürzt mit frischen Kräutern, Nüssen und Körnen, zu. Essen Sie die Mahlzeit bedächtig und kauen Sie sorgfältig. Nach dem Essen sollten Sie sich eine Weile ruhig hinsetzen, um zu verdauen.

19.00 h: Meditation. Wenden Sie eine der in Kapitel 4 beschriebenen Methoden an.

20.00-21.00 h: Hydrotherapeutisches Bad – wählen Sie eines der Bäder aus Kapitel 5. Massieren Sie eine reichhaltige Creme in die Füße ein. Wie schon Ihre Hände, so werden auch Ihre Füße von dieser ergiebigen Feuchtigkeit profitieren. Ziehen Sie sich ein Paar gut sitzende, jedoch nicht zu enge Baumwollsocken an und behalten Sie diese auch über Nacht an. Die Transpiration der Füße wird sich mit der Creme verbinden und die Haut wunderbar weich machen.

– Zusammenfassung: Tag 2 (Sonntag) –

07.00 h: Glas heißes Wasser mit Zitrone; Körperbürste; Bad oder Dusche.

08.00 h: Yoga-Übung Sonnengruß.

09.00 h: Frühstück – Fruchtsalat oder Fruchtdrink.

11.00 h: Entgiftung des Haars; Entspannung.

13.00 h: Mittagessen – Rohes Gemüse oder Salat.

14.00-15.00 h: Spaziergang; Entspannung.

15.30 h: Fußübungen und Massage.

16.00 h: Entspannung; Glas Saft oder Kräutertee und ein Stück Obst.

18.00 h: Abendessen – gekochtes Gemüse oder Gemüsepfanne.

19.00 h: Gesichts- und Nackenmassage (siehe Seite 63); Meditation.

20.00-21.00 h: Hydrotherapeutisches Bad; Feuchtigkeitscreme für die Füße.

UMGANG MIT NEBENWIRKUNGEN

Am Ende von Tag 1 kann es sein, dass Sie sich sehr müde fühlen werden und sich darauf freuen, am Abend ins Bett zu gehen.

Am Morgen des zweiten Tages kann es zum Auftreten von einigen Nebenwirkungen kommen: Es kann sein, dass Sie gereizt sind, dass Sie schlechten Atem haben und dass sich Kopfschmerzen anbahnen. Sie sollten daraufhin bemerken, dass die Inhaltsstoffe des Fruchtsaftes diese Symptome lindern sollten. Nehmen Sie weiterhin viel Wasser zu sich, da dies das Ausspülen von Giftstoffen erleichtert.

Falls Sie bemerken, dass Ihnen kalt wird, sollten Sie sich einfach etwas dicker anziehen.

WIE SIE IHRE ENTGIFTUNG BEENDEN

Beenden Sie die Entgiftung schrittweise. Sie sind nun sehr rein; achten Sie darauf, wie sich Ihr Körper anfühlt und erfreuen Sie sich an einem Gefühl von tiefer Entspannung.

Genehmigen Sie sich zum Frühstück einen gesunden Fruchtsalat mit einem Stück Vollkorntoast, falls Sie sich ausgehungert fühlen.

Trinken Sie während des gesamten Tages und der folgenden Tage viel Wasser. Kehren Sie Schritt für Schritt zu Ihrer normalen Kost zurück.

Sie können sich nun selbst beglückwünschen. Sie haben es geschafft. Sie sollten sich nun entspannt, leichter und mit Energie erfüllt fühlen. Jedes Anzeichen von Wasseransammlungen sollte nun verschwunden sein.

– KAPITEL 13 –

Siebentägiger Frühjahrsputz

Diese Diät bietet Ihrem Körpersystem einen guten Frühjahrsputz. Die Nahrungsmittel, die Sie zu sich nehmen werden, eignen sich hervorragend zur Beseitigung von Giftstoffen. Eigentlich sollten Sie sich während dieser Diät nicht hungrig fühlen, doch sollte dies der Fall sein, können Sie dem mit einem gesunden Snack – ein paar Stückchen rohes Gemüse, Reisplätzchen, Kürbis- oder Sonnenblumenkerne, selbstgemachter Hummus (siehe Seite 182) – Abhilfe schaffen.

Dieses Programm ist weniger intensiv als andere Entgiftungsprogramme, verlangt jedoch mehr Willenskraft. Um die besten Ergebnisse zu erzielen, sollten Sie die sieben Tage mit einem zweitägigen Wasser- oder Kaliumsud-Fasten einläuten.

Vorbereitung

FRÜHZEITIGE PLANUNG

Die Woche, welche Sie einplanen, ist immens wichtig und kann für Ihre Entgiftung alles oder nichts bedeuten. Wählen Sie einen Zeitraum, der frei von sozialen Verpflichtungen ist und in welchem Sie nur wenige oder gar keine Anrufe zu Hause erwarten. Falls Sie sich dazu entschließen, weiterhin zu arbeiten, so halten Sie nach einer ruhigen Woche Ausschau, damit Ihnen die Möglichkeit zu Ausruhen und Entspannung offen bleibt. Es ist weiterhin eine gute Idee, die ersten beiden Tage auf ein Wochenende oder auf zwei Urlaubstage fallen zu lassen.

Im Gegensatz zu kurzfristigeren Programmen wird Ihnen dieses mehr Konsequenz abverlangen, denn ein heimlicher Genuss des sonst üblichen Tees oder ein schneller Espresso wird all Ihr bisheriges Bemühen zunichte machen. Denken Sie daran, wenn Sie sich mit diesem Plan vertraut machen, dass dies nicht sieben Tage der Entbehrung sind, sondern sieben Tage, in welchen Sie Ihren Körper wohl behandeln und pflegen werden.

ZWEI WOCHEN DAVOR

Entgiften Sie Ihr Zuhause. Ihre Umgebung kann auf großartige Art und Weise einen Beitrag zum Erfolg Ihrer Entgiftung leisten. Feng Shui Anwender sind der Ansicht, dass ein Frühjahrsputz und die Beseitigung von Unordnung dabei helfen, die Qualität der Chi-Energie, die durch Ihr Haus fließt, zu verbessern. (Für weitere Informationen zu Feng Shui siehe Kapitel 8.)

EINE WOCHE DAVOR

Beginnen Sie damit, alle Formen von Koffein (Tee, Kaffee, Cola), Alkohol, Zucker, Zigaretten, Rindfleisch, Milch, Eiern und weiteren tierischen Produkten zu reduzieren oder vollständig zu vermeiden. Diese Vorbereitungshandlungen werden den Entgiftungsprozess in Fahrt bringen.

Es empfiehlt sich, keine „verbotenen“ Nahrungsmittel, die Sie in Versuchung bringen können (z.B. Gebäck, Kekse, zuckerhaltige Getreide oder Käse), im Haus zu haben.

Beginnen Sie damit, alle Dinge, die Sie für die kommende Woche brauchen, bereitzulegen:

- Ätherische Öle, als Raumduft und für den Gebrauch im Bad
- Kerzen, für entspannendes Licht
- CDs und Kassetten
- Bücher und Magazine
- Körperbürste und Luffa-Schwamm
- Ein Glas mit dickem Honig
- stilles Mineralwasser in Flaschen oder eine neue Filterkartusche für Ihren Wasserfilter
- koffeinfreier Kräuter- und Früchtetee
- Flohsamenpulver (keine Hülsen)

Kaufen Sie die folgenden Früchte und Gemüse, die Sie zusätzlich benötigen werden, möglichst kurz vor dem Beginn Ihrer Diät ein, um möglichst frische Produkte zu erhalten:

- 8 Zitronen
- Äpfel oder Birnen
- Joghurt
- 4 große Kartoffeln
- 1 Pfd. Mohrrüben
- 1 Pfd. Pfund Rote Beete
- 1 Pfd. Pfund Sellerie (mit Blättern)
- 1 Pfd. Pfund Rote Beete- oder Rübenkraut (oder ein Bund Petersilie)
- 250 g Kohl

DER TAG DAVOR

Vermeiden Sie, falls Sie es nicht bereits getan haben, die Einnahme von Tee, Kaffee, Alkohol und Sprudelgetränken nun vollständig. Trinken Sie Wasser oder Kräutertee. Falls Sie rauchen, versuchen Sie, diesen Tag ohne eine Zigarette zu verbringen. Essen Sie so viele rohe Nahrungsmittel wie möglich. Beginnen Sie am Abend bzw. sobald Sie von der Arbeit nach Hause kommen damit, sich mental auf Ihr Fasten vorzubereiten.

Nehmen Sie eine leichte Mahlzeit – einen Salat, Gemüsesuppe, Fruchtsalat oder Joghurt - zu sich. Mixen Sie danach ca. 250 ml Wasser mit einem Esslöffel Flohsamenpulver und trinken Sie dies. Alternativ können Sie auch Flohsamenpulverkapseln einnehmen (Angaben des Herstellers beachten). Der Brei wird dabei helfen, den Darm von den darin angesammelten Giftstoffen zu säubern. Trinken Sie Wasser oder Kräutertees.

Gönnen Sie sich am Abend eine Do-it-yourself-Gesichts- und Nackenmassage (siehe Seite 63), um Verspannung zu lösen, und bereiten Sie sich auf die Nacht vor. Stellen Sie sich eine Flasche Mineralwasser und ein Glas auf Ihrem Nachttisch für den nächsten Morgen bereit. Gehen Sie früh ins Bett.

Tag 1 und 2

7.00 h: Wachen Sie langsam auf. Verbleiben Sie einem Moment im Bett und genießen Sie die Vorstellung, dass der folgende Zeitraum nur Ihnen allein gewidmet ist. Trinken Sie langsam ca. 250 ml Wasser. 7.00

Bürsten Sie sich nun kraftvoll mit der Körperbürste ab, um den Kreislauf und das Lymphsystem anzuregen. Auf diese Weise werden auch tote Hautzellen beseitigt und verstopfte Poren freigelegt; dies hilft allesamt bei der Beseitigung von Giftstoffen. Darauf sollte eine Dusche oder ein Bad folgen. Reiben Sie sich nun mit natürlicher, unparfümierter Bodylotion ein. Alternativ können Sie auch die nasse Haut mit einem Teelöffel Mandelbaum- oder Sonnenblumenöl einreiben und trocknen Sie sich danach kurz ab. Ziehen Sie warme und bequeme Kleidung an.

7.30 h: Yoga. Bevor Sie beginnen, sollten Sie die Fenster öffnen und frische Luft hereinlassen. Der Sonnengruß (siehe Seite 95) eignet sich 7.30 hervorragend, um den Körper zu beleben und zu dehnen und regt weiterhin die Beseitigung von Abfallprodukten an.

8.30 h: Morgendliche Meditation. Sollte die Meditation für Sie Neuland darstellen, könnte es sein, dass ablenkende Gedanken auftreten, wenn Sie versuchen, Ihren Geist zu entspannen, und in diesen neuen 8.30 „Gedankenfreiraum" hereindrängen. Dies ist normal und unterläuft selbst erfahrenen Meditierenden. Der beste Weg, mit diesen Ablenkungen umzugehen, ist, entspannt zu bleiben und diese nicht mit Gewalt aus dem Denken vertreiben zu wollen, sondern sie vielmehr sanft hinwegfließen zu lassen. Danach können Sie zu Ihrem anvisiertem Punkt, den Sie für Ihre Meditation ausgewählt haben, zurückkehren (siehe Kapitel 4).

9.00 h: Frühstück – 250 ml Wasser oder Kaliumsud; heißes Zitronen- 9.00 Honiggetränk (optional).

Kaliumsud

- 2 große ungeschälte Kartoffeln
- 225 g Mohrrüben
- 225 g Rote Beete
- 225 g Sellerie (mit Blättern)
- 225 g Rote Beete- oder Rübenkraut
- 115 g Kohl

Zerkleinern Sie das Gemüse. Geben Sie es zusammen mit ca. 1,7 l Wasser in einen Kochtopf. Bringen Sie es zum Kochen und lassen Sie es eine halbe Stunde lang leicht brodeln. Lassen Sie es danach abkühlen. Gießen Sie die Gemüsebrühe ab, wenn sie abgekühlt ist und stellen Sie sie in den Kühlschrank.

Trinken Sie die Brühe stets heiß, indem Sie die im Laufe des Tages benötigte Portion aufwärmen.

Hummus

Für vier Portionen:

- 175g Kichererbsen
- 4 Esslöffel Tahini (Sesampaste)
- Saft von 2 Zitronen
- 4 gehackte Knoblauchzehen
- 2 Esslöffel Olivenöl

Waschen und kochen Sie die Kichererbsen eine Stunde in frischem Wasser bis diese weich sind. Verrühren Sie sie mit reichlich Kochwasser, bis eine dicke Paste entsteht. Schmecken Sie es mit Tahini, Zitronensaft und Knoblauch ab. Mixen Sie es sorgfältig, bis die Paste leicht und cremig ist.

Zitrone-Honig-Getränk

Fügen Sie einer Tasse heißem gefilterten Wasser oder Mineralwasser je einen Teelöffel frische Zitrone und Honig hinzu. Trinken Sie langsam.

Vormittag: Entspannen Sie sich einfach. Lesen Sie ein Buch, die Zeitung oder sehen Sie fern oder ein Video. Trinken Sie stets Wasser, wenn Sie durstig sind.

13.00 h: Mittagessen – wiederum 280 ml Wasser oder Kaliumsud, sowie ein heißes Zitrone-Honig-Getränk, wenn Sie wollen.

14.00 h: Gehen Sie an die frische Luft – wenn es möglich ist, außerhalb der Stadt und entfernt vom Autoverkehr. Wandern Sie mindestens für eine halbe Stunde in flottem Tempo. Dies wird Ihr frisch mit Sauerstoff angereichtes Blut durch den ganzen Körper bewegen und die Beseitigung von Giftstoffen anregen.

Führen Sie, wenn Sie wieder zu Hause sind, eine Pilates Übung durch. Dies wird Ihren Körper stärken, Ihre Beweglichkeit verbessern und Muskelverspannungen lösen.

16.00 h: Nehmen Sie 280 ml Wasser oder Kaliumsud sowie ein heißes Zitrone-Honig-Getränk zu sich.

18.00 h: Abendessen – 280 ml Wasser und ein Zitrone-Honig-Getränk (optional).

18.30 h: Wenden Sie Ihre Entspannungs- und Atemtechniken an. Diese stellen eine gute Grundlage für Ihre zweite Meditationssitzung des Tages dar. Lassen Sie sich nicht durch aufkommende Gedanken ablenken, sondern versuchen Sie, diese sanft hinwegfließen zu lassen, und kehren Sie zu Ihrem fokussierten Punkt zurück.

20.00 h: Nehmen Sie ein hydrotherapeutisches Bad (siehe Kapitel 5).

21.00 h: Trinken Sie 280 ml Wasser sowie ein heißes Zitrone-Honig-Getränk. Stellen Sie sich eine Flasche Wasser und ein Glas für den nächsten Morgen auf den Nachttisch und gehen Sie früh zu Bett.

– Zusammenfassung: Tag 1 und 2 –

07.00 h: Glas Wasser; Körperbürste; Bad oder Dusche.

07.30 h: Yoga-Übung Sonnengruß.

08.30 h: Meditation am Morgen.

09.00 h: Frühstück – Wasser oder Kaliumsud; heiße Zitrone.

Vormittag: Trinken Sie reichlich Wasser und entspannen Sie.

13.00 h: Mittagessen – Wasser oder Kaliumsud; heißes Zitrone-Honig-Getränk (optional).

14.00 h: Spaziergang; Pilates-Übung.

16.00 h: Wasser oder Kaliumsud; Entspannung oder Nickerchen.

18.00 h: Abendessen – 280 ml Wasser; heißes Zitrone-Honig-Getränk (optional).

18.30 h: Entspannungs- und Atemübungen; abendliche Meditation.

20.00 h: Hydrotherapeutisches Bad.

21.00 h: 280 ml Wasser; heißes Zitrone-Honig-Getränk.

* Während des gesamten Tages sollte Wasser und Kräutertee getrunken werden. Nehmen Sie sich vor, mindestens 2 l stilles oder gefiltertes Mineralwasser zu trinken.

Tage 3-7

7.00

7.00 h: Wachen Sie auf. Falls Sie Ihre Entgiftung am Wochenende begonnen haben und nun wieder arbeiten müssen, kann es sein, dass Sie die Zeit, zu welcher Sie aufstehen, anpassen müssen, um hinreichend Zeit für Ihre morgendliche Entgiftungs-Routine zu haben. Trinken Sie eine Tasse heißes Wasser mit Zitrone, um die Magensäure zum Basischen hin auszugleichen und den Darm zum Ausstoß von Giftstoffen zu bewegen. Trinken Sie langsam und bedächtig. Denken Sie an den vor

Ihnen liegenden Tag. Falls Sie zur Arbeit gehen müssen, sollten Sie auf die möglicherweise auftretenden Versuchungen, die Ihnen begegnen können (Kaffee, Gebäck, etc.) vorbereitet sein. Das Abbürsten mit der Körperbürste ist ungemein wichtig für Sie, versuchen Sie daher, dies in Ihren zeitlichen Ablauf zu integrieren, bevor Sie baden oder duschen.

7.30 h: Yoga und Meditation. Falls Sie nicht ausreichend Zeit für die vollständige Ausführung des Sonnengrußes und die 20-minütige Meditation haben, verringern Sie einfach die Dauer der beiden Anwendungen. Selbst fünf Minuten von beidem wird hilfreich sein. Nun ist der richtige Zeitpunkt, um sich selbst ein paar Affirmationen zu geben, um der Entgiftung treu zu bleiben.

8.00 h: Frühstück. Wählen Sie aus der folgenden Liste einige Früchte und Gemüse aus, um einen Obstsalat oder nährreichen Saft herzurichten. Vermeiden Sie das Mischen von Obst und Gemüse, falls Sie einen Saft zubereiten wollen, es sei denn, es handelt sich um Mohrrüben oder Äpfel, welche sich mit nahezu allem ergänzen lassen.

- Früchte: Äpfel, Weintrauben, Grapefruit, Zitronen, Mangos, Melonen, Orangen, Birnen, Papayas, Pfirsiche, Ananas, Erdbeeren, Wassermelone.
- Gemüse: Rote Beete, Mohrrüben, Sellerie, Gurke, Spinat, Brunnenkresse.

Wenn Sie möchten, können Sie zu Ihrem Obstsalat einen fettarmen Joghurt genießen.

11.00 h: Trinken Sie eine Tasse Kräutertee. Falls Sie hungrig sind, essen Sie ein Stück Obst, wie eine Banane, oder ungesalzene Nüsse und Körner, welche großartige Lieferanten von Proteinen, Zink, Eisen und Vitamin E sind.

13.00 h: Mittagessen – ein großer Salat. Bereiten Sie diesen, sofern Sie arbeiten müssen, zu Hause zu und nehmen ihn zum Arbeitsplatz mit. Folgend werden Ihnen zwei Vorschläge gemacht, die aufgeführten Zutaten sind jedoch allesamt eine gute Wahl: Artischocke, Blumenkohl, Brunnenkresse, Chinakohl, Frühkohl, Gurke, Kohl, Kopfsalat, Kresse, Mais, Mohrrüben, Paprika, Rote Beete, Schnittlauch, Sellerie, Sojasprossen, Spargel, Zuckererbse, Zwiebeln. (Anmerkung: Vermeiden Sie Spinat, Rhabarber und Sauerampfer, welche Oxalsäuren beinhalten, die wiederum Darmbeschwerden hervorrufen können.) Fügen Sie ein Dressing bestehend aus Olivenöl, frischem Zitronensaft und Kräutern hinzu.

Grüner Salat mit Walnuss

Für 3-4 Portionen

- 1 mittelgroßer Kopfsalat
- 1 kleiner Bund Brunnenkresse
- 1-2 Frühlingszwiebeln
- 2 handvoll leicht geröstete Walnusskerne
- 2-3 Esslöffel Walnussöl
- 1 Esslöffel Apfelessig

Waschen Sie den Kopfsalat und die Brunnenkresse, trocknen Sie sie ab und geben Sie beides in eine Salatschüssel. Schneiden Sie die Frühlingszwiebel möglichst fein zu und geben Sie diese zusammen mit den Walnüssen in die Schüssel.

Fügen Sie nun Essig und Öl dazu und würzen Sie das Ganze mit Salz und Pfeffer.

Fenchel-Radieschensalat

Für 4-6 Portionen

- 12 geschnittene Radieschen
- 3 geschnittene Fenchelknollen
- 2 mittelgroße, geschälte Mohrrüben
- 1 grüner Apfel
- frischer Zitronensaft
- Olivenöl

Schneiden Sie die Radieschen. Schneiden Sie den Fenchel längs in der Mitte durch und schneiden Sie den harten Kern heraus. Zerschneiden

Sie den Fenchel in sehr feine Stücke. Zerteilen Sie ebenso die Mohrrüben und den Apfel. Geben Sie alles zusammen in eine Schüssel und gießen Sie den Zitronensaft und das Olivenöl darüber. Vermischen Sie den Salat sorgfältig.

Runden Sie Ihre Mahlzeit mit einem frischen Stück Obst ab und gehen Sie dann, sofern dies möglich ist, für 15 Minuten spazieren.

16.00 h: Trinken Sie eine Tasse Kräutertee und genehmigen Sie sich einen kleinen Snack bestehend aus ungesalzenen Nüssen oder Körnern, oder einem Stück Obst. 16.00

18.00 h: Abendessen – Gemüsepfanne mit Naturreis. Je nach Belieben können Sie auch Tofu hinzufügen. Denken Sie daran, langsam und bedächtig zu essen; kauen Sie sorgfältig und genießen Sie die verschiedenen Pflanzengewebe. 18.00

Einfache Gemüsepfanne

Sie können im Grunde jede Art von Gemüse anbraten, sollten jedoch vom Gebrauch von Kartoffeln, Tomaten, Auberginen und Peperoni absehen. Wählens Sie aus Folgendem: Brokkoli, Grüne Bohnen, Champignons, Chicoree, Chinakohl, Fenchel, Frühkohl, Mais, Mohrrüben, Paprikas (rote, grüne und gelbe), Sellerie, Sojasprossen, Zucchini, Zuckererbsen.

Erhitzen Sie ein wenig Oliven- oder Rapsöl in einem Wok oder einer großen Pfanne. Fügen Sie etwas frisch geschnittenen Ingwer und eine fein geschnittene Knoblauchzehe hinzu. Verteilen Sie alles gut in der Pfanne und warten Sie, bis es ein wenig zu Zischen beginnt und die Zutaten die Möglichkeit hatten, das Öl aufzunehmen. Fügen Sie nun eine Auswahl von drei oder vier geschnittenen Gemüsesorten hinzu. Würzen Sie es mit einem Schuss Sojasauce und fein geschnittenen Frühlingszwiebeln. Nach Belieben können Sie auch noch Körner und Nüsse hinzugeben.

Nehmen Sie nach dem Essen zwei Flohsamenkapseln ein. Hetzen Sie sich nicht mit dem Abräumen und Abwaschen. Nun wäre ein guter Zeitpunkt, um das Frühstück für den kommenden Tag vorzubereiten.

19.30 **19.30 h:** Entspannungs- oder Atemübungen und Meditation. Lassen Sie zwischen dem Essen und den Übungen mindestens eine halbe Stunde Raum.

20.30 **20.30 h:** Bad oder Hydrotherapie. (Epsomsalz-Bäder sollten nur einmal pro Woche genommen werden.)

21.30 **21.30 h:** Trinken Sie ein Glas Wasser mit Zitronensaft, um den Verdauungstrakt zu reinigen.

– Zusammenfassung: Tage 3-7 –

07.00 h: Glas heißes Wasser mit Zitrone; Körperbürste; Bad oder Dusche.

07.30 h: Yoga und Meditation.

08.00 h: Frühstück – Obstsalat mit Joghurt oder Saft.

11.00 h: Vormittags-Snack und Kräutertee.

13.00 h: Mittagessen – großer Salat.

13:45 h: 15-minütiger Spaziergang.

16.00 h: Nachmittags-Snack und Kräutertee.

18.00 h: Abendessen – Gemüsepfanne, Tofu, Naturreis.

19.30 h: Entspannungs- oder Atemübungen und Meditation.

20.30 h: Bad oder Hydrotherapie.

21.30 h: Glas Wasser mit Zitronensaft.

* Während des gesamten Tages sollte Wasser und Kräutertee getrunken werden. Nehmen Sie sich vor, mindestens 2 l stilles oder gefiltertes Mineralwasser zu trinken.

UMGANG MIT NEBENWIRKUNGEN

In den ersten beiden Tagen entfaltet diese Grundreinigungsdiät eine recht intensive Wirkung und es kann sein, dass Sie sich vom ersten Tag an ziemlich krank fühlen. Es kann zu Übelkeit, Kopfschmerzen, Kältegefühl und Nervosität kommen – allesamt Anzeichen, dass sich Ihr Körper entgiftet.

Dabei ist es wichtig, dass Sie auf Ihren Körper hören. Wenn Sie folglich müde sind, halten Sie ein kleines Schläfchen; wenn Sie nervös sind, versuchen Sie die Entspannungs- oder Atemübungen anzuwenden, welche gleichzeitig die Beseitigung von Giftstoffen beschleunigen. Nehmen Sie auf gar keinen Fall Schmerzmittel ein und genehmigen Sie sich auch keine kleine Tasse Kaffee – dies würde Ihr bisher Erarbeitetes unnütz machen und Sie demoralisieren.

Im Laufe des dritten Tages sollten sich all diese Symptome gelegt haben und Sie werden sich leicht, sauber und vor Energie strotzend fühlen. Dies wird Sie sicherlich motivieren, dem Programm auch für die nächsten vier Tage treu zu bleiben.

WIE SIE IHRE ENTGIFTUNG BEENDEN

Behandeln Sie Ihrem Körper am nächsten Tag, wie schon in den vergangenen sieben Tagen, mit Respekt. Genehmigen Sie sich zum Frühstück eine große Schüssel mit Salat oder Haferflocken. Runden Sie es mit einer Scheibe Vollkorntoast ab, falls Sie noch Hunger verspüren.

Bereiten Sie sich zum Mittag eine leichte Mahlzeit zu – zum Beispiel einen Salat mit einer Gemüsesuppe. Übertreiben Sie es auch beim Abendessen nicht. Etwas Hüttenkäse, oder Linsen mit Reis (Getreide mit Hülsenfrucht), oder in Tomatensauce gekochte Bohnen auf Toast wären für Ihren Körper eine leicht zu verarbeitende Kost. Gestalten Sie den Übergang zu einer normalen ausgewogenen Ernährung so geschmeidig wie möglich und trinken Sie weiterhin jeden Tag reichlich Mineralwasser oder gefiltertes Wasser. Versuchen Sie, sich von Kaffee, Tee und Alkohol für ein paar Tage fernzuhalten. Falls Sie rauchen, sollten Sie versuchen, die Anzahl der Zigaretten für die nächsten Tage zu limitieren.

Die Beschreibung „Glänzende Augen" und „gesundes Haar" sollte nun auf Sie zutreffen. Denken Sie in den nächsten Tagen darüber nach, welche körperlichen und emotionalen Veränderungen Sie in der vergangenen Woche durchlaufen haben. Die körperlichen Verbesserungen – gesteigerte Energie und Vitalität, reine Haut und klare Augen – werden unübersehbar sein. Zusätzlich werden Sie aber auch, bewusst oder unbewusst, eine Reihe von emotionalen Veränderungen durchlaufen haben, welche Sie dazu ermutigen könnten, den Arbeitsplatz zu wechseln oder die Weltreise zu buchen, die Sie schon immer einmal machen wollten.

– KAPITEL 14 –

Zehntägige Reinigungsdiät

Basierend auf der ayurvedischen Reinigungsmethode *Panchakarma*, bietet diese intensive Entgiftung sowohl eine Reinigung des Körpers als auch des Geistes. Es gliedert sich traditionell in zwei Abschnitte: Reinigung und Regeneration. Die folgende Diät kombiniert beide Abschnitte und stellt somit ein tief reinigendes und heilendes Programm dar.

Vorbereitung

FRÜHZEITIGE PLANUNG

Das richtige Timing ist in diesem Fall enorm wichtig. Suchen Sie sich einen Zeitraum von zehn Tagen aus, in welchem Sie keinen weiteren Verpflichtungen nachkommen müssen. Falls Sie an manchen Tagen arbeiten müssen, wählen Sie eine Zeit, in der Sie möglichst wenig zu tun haben. Dies wird Ihnen die besten Möglichkeiten offerieren, um sich auszuruhen und zu entspannen.

Es liegt auf der Hand, dass es schwieriger ist, einem längerfristigen Programm wie diesem die Treue zu halten. Doch denken Sie positiv und nicht daran, was Sie alles nicht dürfen. In diesen zehn Tagen werden Sie Ihren Körper und Geist pflegen und heilen.

Wie schon bei der siebentägigen Diät und besonders, wenn Sie weiterhin arbeiten müssen, empfiehlt es sich, an einem Wochenende oder an Urlaubstagen zu beginnen.

ZWEI WOCHEN DAVOR

Ihre Umgebung kann in großem Maße zum Erfolg Ihrer Entgiftung beitragen. Führen Sie daher einen Frühjahrsputz durch und beseitigen Sie Müll und Unordnung in der Wohnung. Nach der Lehre von Feng Shui wird dies die Qualität der Chi Energie, die durch Ihre Umgebung fließt, verbessern (siehe Kapitel 8).

EINE WOCHE DAVOR

Beginnen Sie, alle Formen von Koffein (Tee, Kaffee, Cola), Alkohol, Zucker, Zigaretten, Rindfleisch, Milch, Eiern und weiteren tierischen Produkten zu reduzieren oder vollständig zu vermeiden. Dies wird den Entgiftungsprozess in Gang setzen. Entfernen Sie alle Nahrungsmittel aus dem Haus, die Sie in Versuchung bringen könnten, die Diät zu unterbrechen, zum Beispiel Kuchen, Gebäck, zuckerhaltige Getreide oder Käse. Beginnen Sie damit, die folgenden Gegenstände, die Sie für Ihre Entgiftung benötigen werden, bereitzustellen:

- Ätherische Öle, als Raumduft und zur Nutzung im Bad
- Kerzen, um entspannendes Licht zu erhalten
- Kokosnuss- oder Mandelöl zur Massage
- CDs oder Kassetten
- Bücher und Magazine
- stilles Mineralwasser in Flaschen oder eine neue Filterkartusche für Ihren Wasserfilter
- ein Glas mit dickflüssigem Honig
- Basmatireis
- Mungobohnen
- Olivenöl

Kaufen Sie gegen Ende der Woche die benötigten frischen Nahrungsmittel ein.

- Zitronen
- Safthaltiges Obst, wie Äpfel oder Birnen
- Wurzelgemüse zum Kochen
- Grünes Blattgemüse
- Rote Beete
- Natürlich gesäuertes Bio-Brot

EIN TAG DAVOR

Vermeiden Sie, falls Sie es nicht bereits getan haben, den Genuss von Tee, Kaffee, Alkohol und Sprudelgetränken vollständig. Trinken Sie Wasser oder Kräutertee. Falls Sie Raucher sind, versuchen Sie möglichst überhaupt nicht zu rauchen. Essen Sie so viele rohe Nahrungsmittel wie möglich. Richten Sie Ihre Gedanken am Abend oder sobald Sie nach Hause kommen auf Ihr Fasten. Nehmen Sie eine leichte Mahlzeit zu sich: Einen Salat, eine Gemüsesuppe, einen Obstsalat oder einen Joghurt. Mischen Sie nun einen Esslöffel Flohsamenpulver und ca. 280 ml Wasser in einem Mixer und trinken Sie dies. Alternativ können Sie auch Flohsamenpulverkapseln einnehmen (beachten Sie dabei die Anweisungen des Herstellers). Auf diese Weise wird der Darm von Giftstoffen gereinigt. Trinken Sie Wasser oder einen Kräutertee.

Bereiten Sie das für die kommenden Tage benötigte Massageöl vor, ein qualitativ hochwertiges, kaltgepresstes Sesamöl, oder Oliven-, Kokosnuss- oder Mandelöl, falls Sie empfindliche Haut haben. Erhitzen Sie 100-200 ml Öl in einer Pfanne auf ungefähr 110° C. Falls Sie kein Thermometer besitzen, können Sie die Temperatur testen, indem Sie ein paar Wassertropfen in das heiße Öl tropfen lassen; wenn es die richtige Temperatur besitzt, wird es zischen. Lassen Sie es abkühlen und bewahren Sie es in einer Glasflasche auf.

Gönnen Sie sich vor der Nachtruhe eine Gesichts- und Nackenmassage (siehe Seite 63), um Verspannungen zu beseitigen und Sie auf einen guten Schlaf vorzubereiten. Stellen Sie sich eine Flasche Wasser und ein Glas auf den Nachttisch für den nächsten Morgen bereit und gehen Sie früh ins Bett.

Tage 1-2 und 8-9

(Die Wochenenden, sofern Sie an einem Samstag beginnen)

Anmerkung: Trinken Sie während des gesamten Tages heißes, gekochtes Wasser.

07.00 h: Wachen Sie auf. Denken Sie darüber nach, dass Ihr Körper in den kommenden zehn Tagen wunderbar rein werden wird.

7.00 Bereiten Sie sich ein Getränk aus 1 Teelöffel frisch gepresstem Zitronensaft und 1-2 Teelöffel Honig in einem Glas heißem Wasser zu. Kochen Sie das Wasser zunächst und lassen Sie es ein wenig abkühlen, bevor Sie den Honig hinzugeben. Ansonsten würden viele der nährreichen Inhaltsstoffe des Honigs zerstört werden. Trinken Sie es langsam.

Bereiten Sie nun das heiße Wasser für den weiteren Tag vor. Kochen Sie einen Topf mit Wasser mindestens zehn Minuten lang und gießen Sie es in eine Thermoskanne, um es heiß zu halten. Durch ausgiebiges Kochen wird der Geschmack des Wassers verbessert. Außerdem erleichtert es den Körperzellen, das Wasser zu absorbieren. Je nach dem, wie durstig Sie sind, benötigen Sie im Laufe des Tages mehrere Kannen.

07.30 h: Ganzkörpermassage. Dies wird die Beseitigung von Giftstoffen und Abfallprodukten im Körper anregen, indem es die Durchblutung
7.30 und den Fluss der Lymphen stimuliert. Die Wirkung ist recht stark, seien Sie daher zu Beginn etwas vorsichtig. Sollten Sie Durchblutungsstörungen haben, seien Sie sehr aufmerksam, wie sich Ihr Körper während der Massage anfühlt. Der gesamte Ablauf sollte etwa zehn Minuten benötigen.

Vorsicht: Frauen sollten diese Massage nicht während der ersten drei Tage der Menstruation durchführen; ziehen Sie dies bei der Wochenplanung in Betracht.

Ganzkörpermassage

Gießen Sie etwas vom vorbereiteten Massageöl in eine kleine Schüssel und stellen Sie diese über einen Topf mit kochendem Wasser, bis das Öl Körpertemperatur erreicht hat (37° C).

Setzen Sie sich auf ein Handtuch auf den Boden. Tragen Sie das Öl mit den Händen in Auf- und Abwärtsbewegungen oder in Kreisen auf den gesamten Körper auf und wiederholen Sie jede Bewegung drei Mal. Sobald das Öl von der Haut aufgenommen wurde, können Sie mit der Massage beginnen.

1. Beginnen Sie am Haaransatz damit, die Kopfhaut zu massieren, als ob Sie sich die Haare waschen würden. Massieren Sie auf die gleiche Weise den Hinterkopf und die Seitenbereiche des Kopfes bis hin zu Ihrem Nacken.
2. Greifen Sie die Ohrläppchen mit Daumen und Zeigefinger und reiben Sie mit den Daumen auf und ab.
3. Platzieren Sie Ihre Fingerspitzen auf die Mitte der Stirn. Drücken Sie nun sanft auf Ihre Stirn und gleiten Sie mit den Fingern zu den Schläfen. Massieren Sie nun Ihre Schläfen in sanften, kreisförmigen Bewegungen.
4. Platzieren Sie die Fingerspitzen nun auf Ihr Kinn und wiederholen Sie mit leichtem Druck die Bewegungen, die Sie vorhin auf Ihrer Stirn ausgeführt haben. Massieren Sie nun die Nasenflügel, indem Sie die Zeigefinger auf und ab bewegen.
5. Legen Sie die Hände auf die Schultern und massieren Sie diese in Richtung Ihres Haaransatzes auf und ab. Beginnen Sie nun von Ihrem Schlüsselbein ausgehend in Richtung Ihres Kinns zu massieren.
6. Massieren Sie nun Arme und Schultern. Beginnen Sie mit dem Schultergelenk und massieren Sie mit kleinen spiralförmigen Bewegungen. Streichen Sie nun etwas fester den Oberarm auf und ab. Kreisen Sie über Ihren Ellbogen und die Armbeuge und üben Sie danach wiederum etwas druckvollere Auf- und Abwärtsbewegungen auf Ihren Unterarm aus. Wiederholen Sie die kreisförmigen Bewegungen, um Ihre Fingerknöchel zu massieren. Streichen Sie

nun jeden Finger in Richtung Fingernagel. Wiederholen Sie dies mit dem anderen Arm.

7. Massieren Sie nun mit sanften, kreisförmigen Bewegungen den Brustkorb – meiden Sie dabei, insofern Sie eine Frau sind, die Brüste. Massieren Sie nun auf sanfte Weise das Brustbein auf und ab.
8. Legen Sie Ihre rechte Handfläche auf den Unterleib und massieren Sie diesen mit sanften, kreisförmigen Bewegungen im Uhrzeigersinn. Vergrößern Sie langsam die Kreise, bis Sie Ihren ganzen Magen massieren. Wiederholen Sie dies mit der linken Hand.
9. Stehen Sie auf und legen Sie Ihre Handflächen etwas oberhalb des Gesäßes ab. Massieren Sie diesen Bereich mit energischen Auf- und Abwärtsbewegungen. Wiederholen Sie dies auch auf dem Gesäß.
10. Setzen Sie sich hin und massieren Sie Ihr rechtes Bein. Nutzen Sie Auf- und Abwärtsbewegungen, um den Oberschenkel zu massieren und leichte kreisförmige Bewegungen, um das Kniegelenk zu massieren. Wenden Sie etwas kräftigere Auf- und Abwärtsbewegungen zur Massage Ihrer Wade an und wiederholen Sie die kreisförmigen Bewegungen auf dem Fußknöchel. Wiederholen Sie dies auch für das linke Bein.
11. Massieren Sie nun Ihren rechten Fuß. Legen Sie eine Hand auf den Spann und eine Hand auf die Fußsohle. Drücken Sie die Hände zusammen und ziehen Sie diese sanft in Richtung Fußgelenk. Lassen Sie die Hände nun zu den Zehenspitzen zurückgleiten.
12. Versuchen Sie nun, beide Daumen mit kräftigen, spiralförmigen Bewegungen die Unterseite Ihrer Ferse entlang bis zur Fußsohle zu massieren. Arbeiten Sie sich bis zu den Zehen vor und lassen Sie die Daumen wieder zur Ferse zurückgleiten.
13. Ergreifen Sie nun den rechten Fuß mit der linken Hand und massieren Sie jeden einzelnen Zeh vom Ansatz bis zur Spitze. Ziehen Sie anschließend an jedem Zeh. Zuletzt sollten Sie die Bereiche zwischen den Zehen massieren, indem Sie die Haut mit Daumen und Zeigefinger leicht zusammendrücken und diese in Richtung Zehenspitzen ziehen. Wiederholen Sie die Schritte 11-13 mit dem linken Fuß.

Nutzen Sie die kommenden fünf Minuten, um zu entspannen. Nehmen Sie nun ein Bad oder duschen Sie. Benutzen Sie dabei eine milde Seife. Tupfen Sie sich danach nur kurz ab, sodass ein leichter Ölfilm auf der Haut verbleibt.

08.30 h: Falls Sie bisher noch kein heißes Wasser getrunken haben und durstig sind, beginnen Sie jetzt damit. Es ist für den Erfolgs dieses Programms von enormer Wichtigkeit, dass Sie während des gesamten Tages reichlich und regelmäßig heißes Wasser trinken. Heißes Wasser stimuliert zum einen den Stoffwechsel und verstärkt zum anderen die Beseitigung von Giftstoffen. Trinken Sie es langsam und trinken Sie ausreichend viel, um Ihren Durst zu stillen – jedes Mal ungefähr eine halbe Tasse.

Wenden Sie die wechselseitige Nasenatmung (siehe Seite 75) an und meditieren Sie anschließend. Die Kombination dieser beiden Übungen wird Ihren Körper und Geist reinigen und entspannen und so Ihr gesamtes Wohlbefinden steigern.

09.00 h: Sie müssen nicht frühstücken, wenn Sie nicht hungrig sind. Sollten Sie jedoch Hunger verspüren, trinken Sie einen frisch gepressten, die Basen anreichernden Fruchtsaft oder essen Sie ein wenig trockenes Toast.

Vormittag: Entspannen Sie sich, lesen Sie oder hören Sie Musik. Falls Sie sich müde fühlen, halten Sie ein Nickerchen. Trinken Sie einen frisch gepressten Fruchtsaft, wenn Sie hungrig sind.

13.00 h: Mittagessen. Dies sollte eine leichte warme Mahlzeit sein. Ein Teller Gemüsesuppe wäre ideal. Kommen Sie nicht in Versuchung, zu viel zu essen. Essen Sie langsam und bedächtig und schenken Sie dem Geschmack und der Beschaffenheit Ihrer Speise besondere Aufmerksamkeit. Beenden Sie das Essen sofort, sobald Sie sich voll fühlen. Bleiben Sie nach dem Essen zehn Minuten lang ruhig sitzen.

Gemüsesuppe

Für 6 Portionen

- 1 Esslöffel Olivenöl
- 1 große geschnittene Zwiebel
- 2 Selleriestangen
- 2 große geschnittene Mohrrüben
- 2 geschnittene Brokkoli
- 1 große geschnittene Kartoffel
- 1 Esslöffel Oregano
- 1 ½ l Gemüsebrühe
- 1 Esslöffel zerhackte Petersilie und Schnittlauch
- Salz und frisch gemahlener schwarzer Pfeffer

Erwärmen Sie das Olivenöl in einem großen Topf oder Pfanne. Braten Sie die Zwiebel glasig. Fügen Sie das andere Gemüse hinzu und rösten Sie es unter Rühren für fünf Minuten. Fügen Sie Oregano hinzu und lassen Sie das Ganze nochmals für zwei Minuten braten. Geben Sie nun die Gemüsebrühe hinzu und bringen Sie diese zum Kochen. Decken Sie die Pfanne oder den Topf zu und lassen Sie die Gemüsesuppe 15 Minuten leicht brodeln. Schmecken Sie es mit den Gewürzen ab und geben Sie vor dem Servieren die Petersilie und den Schnittlauch hinzu.

14.00

14.00 h: Gehen Sie an die frische Luft. Wenn Sie wieder zu Hause angekommen sind, sollten Sie die Pilates-Übungen durchführen (siehe Seite 78).

15.30

15.30 h: Falls Sie Hunger verspüren, genehmigen Sie sich ein Glas frisch gepressten Fruchtsaft.

18.00

18.00-19.00 h: Abendessen. Überspringen Sie dies, wenn Sie nicht hungrig sind. Nehmen Sie andernfalls eine leichte Mahlzeit bestehend aus gekochtem Gemüse mit Reis zu sich. Es ist wichtig, diese letzte Mahlzeit des Tages zwischen 18 und 19 Uhr einzunehmen.

19.30

19.30 h: Entspannungs- oder Yogaübungen und abendliche Meditation.

21.00

21.00 h: Bad oder hydrotherapeutische Anwendung. Gehen Sie früh ins Bett.

– Zusammenfassung: Tage 1-2 und 8-9 –

07.00 h: Heißes Zitrone-Honig-Getränk.

07.30 h: Ganzkörpermassage; Bad oder Dusche.

08.30 h: Heißes Wasser trinken; Atemübungen; Meditation.

09.00 h: Frühstück – frischer Fruchtsaft und ein wenig Toast.

Vormittag: Frischer Fruchtsaft (bei Hungergefühl); Entspannung.

13.00 h: Mittagessen – Gemüsesuppe.

14.00 h: 15minütiger Spaziergang; Pilates-Übungen.

15.30 h: Frischer Fruchtsaft (bei Hungergefühl).

18.00-19.00 h: Abendessen – leicht gekochtes Gemüse oder Gemüsesuppe.

19.30 h: Entspannungs- oder Yogaübungen und Meditation.

21.00 h: Bad oder hydrotherapeutische Anwendung.

Tage 3-7 und 10

(Wochentage, sofern Sie an einem Samstag begonnen haben)

Anmerkung: Trinken Sie während des gesamten Tages heißes, vorher abgekochtes Wasser.

06.30 h: Falls Sie wieder arbeiten müssen, kann es sein, dass Sie früher aufstehen müssen, um ausreichend Zeit für Ihre morgendliche Entgiftungs-Routine zu haben. Beginnen Sie den Tag mit einer Tasse heißem 6.30
Wasser mit Zitrone, um die Magensäure zum Basischen hin auszugleichen und den Darmtrakt zu stimulieren, Giftstoffe auszustoßen. Trinken Sie langsam und bedächtig. Wenn Sie wieder arbeiten müssen, sollten Sie sich vorher der Versuchungen wie Kaffee oder Gebäck

bewusst sein, welchen Sie wiederstehen müssen, und sich fest vornehmen, diese zu ignorieren.

7.00
07.00 h: Ganzkörpermassage. Dies stellt ein grundlegendes Element dieses Zehn-Tages-Programms dar und sollte nicht übersprungen werden. Duschen oder baden Sie im Anschluss.

7.30
07.30 h: Wenn Sie durstig sind und bisher noch kein heißes Wasser getrunken haben, sollten Sie nun damit beginnen. Wenden Sie dann die Alternative Nasenatmung an und meditieren Sie. Falls Ihnen nicht genügend Zeit für die Ausführung beider Übungen bleibt, versuchen Sie, diese am Abend nachzuholen.

8.00
08.00 h: Frühstück. Nehmen Sie einen frischen basischen Fruchtsaft und ein wenig trockenen Toast zu sich, wenn Sie hungrig sind. Andernfalls können Sie das Frühstück auch überspringen.

11.00
11.00 h: Nehmen Sie bei aufkommenden Hungergefühl frischen Fruchtsaft zu sich.

13.00
13.00 h: Mittagessen. Eine Schüssel Gemüsesuppe ist eine gute Wahl, schließlich können Sie sie zur Arbeit mitnehmen. Essen Sie nicht zu viel. Essen Sie langsam und schenken Sie dem Geschmack und der Beschaffenheit des Essens besondere Aufmerksamkeit. Stoppen Sie sofort, wenn Sie sich gesättigt fühlen. Bleiben Sie nach dem Essen zehn Minuten lang ruhig sitzen.

13.45
13.45 h: 10 bis 15 Minuten laufen an frischer Luft.

15.30
15.30 h: Falls Sie hungrig sind, trinken Sie etwas frisch gepressten Obstsaft.

18.00
18.00 h: Abendessen – Sie können auch dies bei fehlendem Hungergefühl überspringen. Nehmen Sie andernfalls eine Mahlzeit bestehend aus gekochtem Gemüse mit Reis zu sich. Auch hier ist es wich-

tig, dass Sie die letzte Mahlzeit des Tages zwischen 18 und 19 Uhr zu sich nehmen.

19.30 h: Entspannungs- oder Yogaübungen und abendliche Meditation.

21.00 h: Bad oder hydrotherapeutische Anwendung. Gehen Sie früh ins Bett.

– Zusammenfassung: Tage 3-7 und 10 –

06.30 h: Heißes Wasser-Zitronen-Getränk.
07.00 h: Ganzkörpermassage; Bad oder Dusche.
07.30 h: Alternative Nasenatmung; Meditation.
08.00 h: Frühstück – frischer Fruchtsaft oder ein wenig Toast.
11.00 h: Frischer Fruchtsaft (bei Hungergefühl).
13.00 h: Mittagessen – Gemüsesuppe.
13.45 h: 15minütiger Spaziergang.
15.30 h: Frischer Fruchtsaft (bei Hungergefühl).
18.00-19.00 h: Abendessen – leicht gekochtes Gemüse.
19.30 h: Entspannungs- oder Yogaübungen und Meditation.
21.00 h: Bad oder hydrotherapeutische Anwendung.

UMGANG MIT NEBENWIRKUNGEN

Im Verlaufe dieses Programms sollten nur sehr wenige Nebenwirkungen auftreten. Sollten Sie jedoch Kopfschmerzen bekommen, sich müde oder nervös fühlen, wenden Sie die Vorschläge aus Kapitel 3 an, um diese Symptome zu lindern. Bedenken Sie, dass diese Symptome auch etwas Gutes beinhalten – sie sind ein Zeichen dafür, dass sich Ihr Körper entgiftet.

Eine weitere Nebenwirkung, welche Sie in diesem längerfristigen Programm erfahren können, ist Langeweile. Falls es langweilt, stets die gleichen Nahrungsmittel zu sich zu nehmen, experimentieren Sie einfach ein wenig mit den vorgeschlagenen Zutaten herum, um Ihr Interesse zu stärken. Denken Sie daran, weiterhin viel Wasser zu trinken. Zur Abwechslung können Sie sich auch einen Kräutertee zubereiten. Versuchen Sie, Ihre regelmäßigen Yoga-, Meditations- und Entspannungsübungen nicht zu überspringen; sie sind grundlegende Elemente des Programms und helfen, physische und emotionale Giftstoffe abzubauen. Falls es Ihnen nicht möglich ist, zwei volle Meditationssitzungen am Tag durchzuführen, versuchen Sie mindestens eine in den Tagesablauf einzubauen.

WIE SIE IHRE REINIGUNGSDIÄT BEENDEN

Beginnen Sie im Laufe der nächsten Tage, wieder normal zu essen. Es kann sein, dass Ihr Magen geschrumpft ist, achten Sie daher besonders darauf, nicht zu viel zu essen: Lassen Sie sich davon leiten, was Ihnen Ihr Körper sagt und nicht davon, was Sie früher zu essen gewohnt waren. Trinken Sie weiterhin alle zwei Stunden heißes, abgekochtes Wasser.

Nehmen Sie ein leichtes Frühstück bestehend aus frischem Obst und etwas Joghurt zu sich. Zum Mittag sollten Sie sich einen Teller Gemüsesuppe mit etwas Vollkornbrot oder eine kleine Folienkartoffel mit Hummus zubereiten. Gönnen Sie sich am Abend ein kleines Stück gegrillten Fisch und gekochtes oder angebratenes Gemüse. Bei großem Hunger können Sie auch noch ein paar gekochte Kartoffeln hinzugeben.

Beglückwünschen Sie sich selbst zur Beendigung Ihrer zehntägigen Reinigungsdiät. Ihr Körper ist nun sauber und rein, Ihre Energiepegel höher denn je und Ihre Haut reiner und sanfter. Nachdem Sie sich nun zehn Tage lang nach fettiger, süßer Nahrung gesehnt haben, die Sie nicht haben konnten, kann es nun sein, dass Sie solche giftstoffhaltigen Nahrungsmittel nie wieder zu sich nehmen wollen.

- KAPITEL 15 -

Dreiwöchige Verjüngungsdiät

Diese Diät kombiniert intensive Fasten-Wochenenden mit einer einfachen basischen Diät innerhalb der Woche, um Ihren Körpersystemen Ruhe zu verschaffen und sich wieder in Stand zu setzen. Es wird Ihnen an manchen Stellen sicherlich nicht leicht fallen, doch bleiben Sie dem Programm treu und das Ergebnis wird alle Mühen wert sein. Um die besten Resultate zu erzielen, beginnt dieses Programm mit einem zweitägigen Wasser- oder Kaliumsud-Fasten und kehrt jedes Wochenende zum intensiven Fasten zurück.

Vorbereitung

FRÜHZEITIGE PLANUNG

Überlegen Sie sorgfältig, was der beste Zeitraum für diese Diät sein könnte und versuchen Sie, diese drei Wochen möglichst frei von Verpflichtungen jeder Art zu halten. Dieses Programm fordert von Ihnen das meiste Durchhaltevermögen. In den drei Wochen werden Sie sicherlich häufig von der Versuchung, eine Tasse Kaffee oder Tee zu trinken, heimgesucht. Doch denken Sie positiv und führen Sie sich vor Augen, wie viel gesünder Sie sich am Ende dieser Entgiftung fühlen werden.

ZWEI WOCHEN DAVOR

Steigern Sie die Erfolgschancen, indem Sie Ihr Zuhause entgiften. Ein Frühjahrputz und die Beseitigung von Unordnung und Abfall sind ein guter Beginn. Dies wird einerseits die Qualität des Chi in Ihrem Zuhause verbessern und andererseits eine therapeutische Wirkung auf Sie entfalten – Sie werden ein neues Gefühl von Freiheit und Klarheit erfahren.

EINE WOCHE DAVOR

Beginnen Sie damit, alle Formen von Koffein (Tee, Kaffee, Cola), Alkohol, Zucker, Zigaretten, Rindfleisch, Milch, Eiern und weiteren tierischen Produkten zu reduzieren oder vollständig zu vermeiden. Dies stellt den ersten Schritt des Entgiftungsprozesses dar. Beseitigen Sie alle Nahrungsmittel, die Sie in Versuchung bringen könnten.

Beginnen Sie damit, alle Dinge, die Sie für die Entgiftung benötigen, bereitzulegen:

- Ätherische Öle, als Raumduft und für den Gebrauch im Bad
- Kerzen, für entspannendes Licht
- CDs und Kassetten
- Bücher und Magazine
- koffeinfreier Kräuter- und Früchtetee
- stilles Mineralwasser in Flaschen oder eine neue Filterkartusche für Ihren Wasserfilter
- Körperbürste und Luffa-Schwamm
- Flohsamenpulver (keine Hülsen)
- Ein Glas mit dickflüssigem Honig

Kaufen Sie die folgenden frischen Früchte und Gemüse kurz vor dem Beginn Ihrer Diät ein:

- 8 Zitronen
- Äpfel oder Birnen
- Joghurt
- 4 große Kartoffeln
- 1 Pfd. Pfund Mohrrüben
- 1 Pfd. Pfund Rote Beete
- 1 Pfd. Sellerie (mit Blättern)
- 1 Pfd. Rote Beete- oder Rübenkraut (oder ein Bund Petersilie)
- 225 g Kohl

DER TAG DAVOR (FREITAG)

Vermeiden Sie, falls Sie es nicht bereits getan haben, die Einnahme von Tee, Kaffee, Alkohol und Sprudelgetränken nun vollständig. Trinken Sie Wasser oder Kräutertee. Falls Sie rauchen, versuchen Sie, diesen Tag ohne eine Zigarette zu verbringen. Essen Sie so viele rohe Nahrungsmittel wie möglich. Bereiten Sie sich am Abend mental auf das Fasten vor.

Nehmen Sie eine leichte Mahlzeit – einen Salat, Gemüsesuppe, Fruchtsalat oder Joghurt – zu sich. Mixen Sie danach ca. 280 ml Wasser mit einem Esslöffel Flohsamenpulver und trinken Sie dies. Alternativ können Sie auch Flohsamenpulverkapseln einnehmen (Angaben des Herstellers beachten). Der Brei wird dabei helfen, den Darm und darin angesammelte Giftstoffe zu säubern.

Gönnen Sie sich vor dem Schlafengehen eine Do-it-yourself-Gesichts- und Nackenmassage (siehe Seite 63). Dies löst Verspannungen und bereitet Sie auf die Nacht vor. Stellen Sie sich eine Flasche Mineralwasser und ein Glas auf Ihren Nachttisch für den nächsten Morgen bereit. Gehen Sie früh ins Bett.

Tage 1-2, 8-9 und 15-16

(Die Wochenenden)

07.00 h: Wachen Sie langsam auf. Bleiben Sie noch einige Minuten im Bett liegen und erfreuen Sie sich an dem Gedanken, dass die kommenden beiden Tage nur Ihnen allein gewidmet sind. Trinken Sie langsam 280 ml Wasser.

Bürsten Sie sich nun mit der Körperbürste ab, um die Durchblutung und das Lymphsystem anzuregen. Dies wird ebenso tote Hautzellen entfernen und verstopfte Poren freilegen, durch welche wiederum Giftstoffe ausgeschieden werden können. Danach sollten Sie duschen oder ein Bad nehmen. Reiben Sie sich nun mit natürlicher, unparfümierter Bodylotion ein. Alternativ können Sie auch die nasse Haut mit einem Teelöffel Mandelbaum- oder Sonnenblumenöl einreiben und trocknen Sie sich danach kurz ab. Ziehen Sie warme und bequeme Kleidung an.

7.30 **7.30 h:** Yoga-Sitzung. Öffnen Sie die Fenster und lassen Sie frische Luft herein. Führen Sie den Sonnengruß durch (siehe Seite 95), um den Körper zu beleben und zu dehnen und die Beseitigung von Giftstoffen anzuregen.

8.30 **8.30 h:** Morgendliche Meditation. Versuchen Sie, Ihren Geist von Gedanken zu befreien. Machen Sie sich keine Sorgen, falls ablenkende Gedanken auftauchen und die Konzentration stören – dies ist normal und unterläuft selbst erfahrenen Anwendern der Meditation. Lassen Sie jeden auftauchenden Gedanken langsam aus Ihrem Kopf herausfließen und kehren Sie zu Ihrem fokussierten Punkt, den Sie sich ausgewählt haben, zurück (siehe Kapitel 4).

9.00 **9.00 h:** Frühstück – 280 ml Wasser oder Kaliumsud (siehe Seite 182); heißes Zitronen-Honig-Getränk (optional).

Vormittag: Entspannen Sie sich einfach. Lesen Sie ein Buch oder die Zeitung oder schauen Sie fern oder einen Videofilm. Trinken Sie stets Wasser, wenn Sie durstig sind.

13.00 **13.00 h:** Trinken Sie erneut 280 ml Wasser oder Kaliumsud und ein heißes Zitronen-Honig-Getränk, wenn Sie möchten.

14.00 **14.00 h:** Gehen Sie an die frische Luft, wenn möglich in einen Park oder aufs Land. Wandern Sie forsch für mindestens 30 Minuten, um das frisch mit Sauerstoff angereicherte Blut in Wallung zu bringen und die Beseitigung von Giftstoffen anzuregen.

Wenn Sie wieder zu Hause angekommen sind, führen Sie die Pilates-Übung durch. Dies wird Ihnen dabei helfen, den Körper zu stärken, die Dehnbarkeit zu steigern und Muskelverspannungen zu lindern.

15.30 **15.30 h:** 280 ml Wasser oder Kaliumsud. Sie können ebenfalls ein heißes Zitronen-Honig-Getränk zu sich nehmen. Entspannen Sie sich oder halten Sie ein Nickerchen, wenn Sie müde sind.

18.00 h: 280 ml Wasser oder Kaliumsud und nach Bedarf ein heißes 18.00
Zitronen-Honig-Getränk. (Richten Sie am Samstag weiteren Sud für den kommenden Sonntag her.)

18.30 h: Wenden Sie die Entspannungs- oder Tai Chi-Übungen an und 18.30
meditieren Sie ein zweites Mal an diesem Tag.

20.00 h: Nehmen Sie ein hydrotherapeutisches Bad aus Kapitel 5. 20.00

21.00 h: Trinken Sie 280 ml Wasser und ein Zitronen-Honig-Getränk. 21.00
Stellen Sie sich eine Flasche Wasser und ein Glas auf den Nachttisch und gehen Sie früh ins Bett.

– Zusammenfassung: Tage 1-2, 8-9 und 15-16 –

(Wochenenden)

07.00 h: Glas Wasser; Körperbürste; Bad oder Dusche.

07.30 h: Yoga –Sonnengruß.

08.30 h: Morgendliche Meditation.

09.00 h: Frühstück – 280 ml Wasser oder Kaliumsud; heißes Zitronen-Honig-Getränk.

Vormittag: 280 ml Wasser; Entspannung.

13.00 h: Mittagessen – 280 ml Wasser oder Kaliumsud; heißes Zitronen-Honig-Getränk (optional).

14.00 h: Spaziergang; Pilates-Übung.

15.30 h: 280 ml Wasser oder Kaliumsud; heißes Wasser; Entspannung oder Schlaf.

18.00 h: 280 ml Wasser; heißes Zitronen-Honig-Getränk (optional).

18.30 h: Entspannungs- oder Tai Chi-Übungen; abendliche Meditation.

20.00 h: Hydrotherapeutisches Bad.

21.00 h: 280 ml Wasser; heißes Zitronen-Honig-Getränk.

* Während des gesamten Tages sollte Wasser und Kräutertee getrunken werden. Nehmen Sie sich vor, mindestens 2 l stilles oder gefiltertes Mineralwasser zu trinken.

Tage 3-7, 10-14, 17-21

(Wochentags)

7.00

07.00 h: Wenn Sie wieder zur Arbeit gehen müssen, kann es sein, dass Sie Ihre Weckzeit an das Entgiftungsprogramm anpassen müssen. Trinken Sie eine Tasse heißes Wasser mit Zitrone, um den Säure-Basen-Pegel in Ihrem Magen auszugleichen und den Darmtrakt zum Ausstoß von angesammelten Giftstoffen anzuregen. Trinken Sie langsam und bedächtig. Machen Sie sich, falls Sie arbeiten müssen, bewusst, dass Sie am Arbeitsplatz Versuchungen wie Kaffee oder Gebäck ausgesetzt sein werden. Nun dürfte ein guter Zeitpunkt sein, um Ihren Entschluss zu bestärken und entsprechende Affirmationen zu wiederholen. Bürsten Sie sich nun mit der Körperbürste ab. Dies ist elementar wichtig, versuchen Sie daher, es in Ihren morgendlichen Ablauf einzufügen, es benötigt nur fünf Minuten.

7.30

07.30 h: Yoga und 20 Minuten Meditation. Falls Sie nicht genug Zeit haben, um sowohl den Sonnengruß als auch die 20minütige Meditation durchzuführen, verringern Sie die Zeit, die Sie ansonsten für jedes einzelne aufbringen würden. Schon fünf Minuten sind sehr hilfreich.

8.00

08.00 h: Frühstück – ein Stück Obst (Apfel, Birne, Zitrusfrüchte oder Weintrauben). Kauen Sie gründlich und vermischen Sie jeden Bissen mit Speichel.

Essen Sie ungefähr 15 Minuten später eine Schüssel gekochtes Vollkorngetreide, wie zum Beispiel Hirse, Naturreis, Quinoa oder Buchweizen. Würzen Sie es mit ein wenig Tamari und benetzen Sie es mit einer

Mischung aus essentieller Fettsäure und Öl. Nutzen Sie die auf der Flasche angegebene Höchstmenge und teilen Sie es auf Ihre drei täglichen Mahlzeiten auf. Trinken Sie Kräutertee.

11.00 h: Trinken Sie eine Tasse Kräutertee. Falls Sie Hunger verspüren, naschen Sie frisches Obst, einschließlich Bananen, oder ein paar ungesalzene Nüsse oder Körner (hervorragende Protein-, Zink-, Eisen- und Vitamin E-Lieferanten).

13.00 h: Mittagessen – Salat und eine Ofenkartoffel oder ein großer Teller gekochtes Gemüse aus der unten angegebenen Liste, je nach Jahreszeit. Stellen Sie sicher, dass Sie eine gesunde Mischung aus Wurzel- und Blattgemüse zusammenstellen. Benetzen Sie es ein wenig mit Ihrer Fettsäure-Öl-Mischung. Denken Sie daran, langsam zu essen und jeden Bissen gründlich zu kauen. Gönnen Sie sich zum Nachtisch ein Stück Obst.

Gemüse zum Kochen

Artischocken, Auberginen, grüne Bohnen, Brokkoli oder Blumenkohl, Frühkohl, Flaschenkürbis, Kürbis, Kartoffeln oder Yamswurzel, Spargel, Mangold, Mohrrüben oder Rote Beete, Paprika, Porree, Spinat, Weiß- oder Grünkohl, Zucchini, Zwiebeln.

Kartoffel-Blumenkohl-Salat

Für 4 Portionen

- 2 mittelgroße Kartoffeln
- 1 kleiner geschnittener Kopf Blumenkohl
- 2 kleingeschnittene Selleriestangen
- zerhackte Petersilie

Für das Dressing

- Körnersenf
- frischer Zitronensaft
- Olivenöl
- frischer Estragon, gehackt

Kochen Sie die Kartoffeln bis diese gar sind und den Blumenkohl bis er zwar gar aber noch stets ein wenig knusprig ist. Lassen Sie die Kartoffeln abkühlen und schneiden Sie sie danach in Scheiben. Vermischen Sie Senf, Zitronensaft, Olivenöl und Estragon. Geben Sie die Kartoffeln, den Blumenkohl und den Sellerie in dieses Dressing. Garnieren Sie das Ganze mit gehackter Petersilie.

13.45
13.45 h: 15minütiger Spaziergang.

16.00
16.00 h: Trinken Sie eine Tasse Kräutertee und genehmigen Sie sich einen kleinen Snack aus ungesalzenen Nüssen, Körnern oder einem Stück Obst.

18.00
18.00 h: Gehen Sie an die frische Luft und wenden Sie danach Ihre Entspannungs- und Pilates-Übungen an.

19.00
19.00 h: Abendessen – gekochtes Gemüse (wie schon zum Mittagessen) mit Reis. Benetzen Sie Ihre Mahlzeit erneut mit der Fettsäure-Öl-Mischung. Alternativ können Sie sich auf folgenden warmen Salat vorbereiten.

Warmer Gemüsesalat

Für 5-6 Portionen

- 110 g geputzte Mohrrüben
- ½ Pfund geschnittene grüne Bohnen
- 225 g Zuckererbsen
- 8-10 kleine halbierte Kartoffeln
- 1 kleiner geschnittener Kopf Blumenkohl
- 1-2 kleine geschnittene Kürbisse
- 225 g dünner Spargel
- 2-3 Knoblauchzehen
- 150 ml Olivenöl
- Apfelessig
- ½ Tasse Zitronensaft
- je ein kleiner Bund Basilikum, Estragon, Majoran, Dill und Schnittlauch

Garen Sie die Kartoffeln. Geben Sie den Knoblauch und das Olivenöl in einer große Schüssel und fügen Sie die Kartoffeln hinzu.

Kochen Sie die Mohrrüben, den Blumenkohl, den Spargel und die Bohnen und geben Sie diese ebenfalls in die Schüssel. Kochen Sie zuletzt die Zuckererbsen und die kleinen Kürbisse. Mischen Sie das gesamte Gemüse gut durch und geben Sie zuletzt den Apfelessig und den Zitronensaft hinzu.

Denken Sie daran, aufmerksam und bedächtig zu essen und jeden Bissen sorgfältig zu kauen. Achten Sie auf die unterschiedliche Beschaffenheit.

Legen Sie eine Pause ein, bevor Sie mit dem Abräumen und Abwaschen beginnen. Jetzt ist ein guter Zeitpunkt, um sich auf den kommenden Tag vorzubereiten.

19.30 h: Atemübungen und Meditation und/oder Tai Chi. Lassen Sie zwischen dem Essen und den Übungen mindestens einen Zeitraum von 30 Minuten.

20.30 h: Bad oder hydrotherapeutische Anwendung. Denken Sie daran, nur ein Epsom-Salz-Bad pro Woche zu nehmen.

21.30 h: Trinken Sie ein Glas Wasser mit Zitronensaft, um den Verdauungstrakt zu reinigen.

– Zusammenfassung: Tage 3-7, 10-14 und 17-21 –

(Wochentags)

07.00 h: Zwei Glas heißes Wasser (eines davon mit dem Saft einer halben Zitrone); Körperbürste; Bad oder Dusche.

07.30 h: Morgendliche Meditation und Yoga.

08.00 h: Frühstück – Obst, Schüssel mit gekochtem Getreide, Kräutertee.

11.00 h: Snack und Kräutertee.

13.00 h: Mittagessen – gekochtes Gemüse oder Salat mit Backkartoffel.

13.45 h: 15minütiger Spaziergang.

16.00 h: Snack und Kräutertee.

18.00 h: Spaziergang; Entspannungsübungen; Pilates.

19.00 h: Abendessen – gekochtes Gemüse mit Reis oder warmer Salat.

19.30 h: Atemübungen und/oder Tai Chi; abendliche Meditation.

20.30 h: Bad oder hydrotherapeutische Anwendung.

21.30 h: Glas Wasser mit frischem Zitronensaft; Bettruhe.

* Während des gesamten Tages sollte Wasser und Kräutertee getrunken werden. Nehmen Sie sich vor, mindestens 2 l stilles oder gefiltertes Mineralwasser zu trinken.

UMGANG MIT NEBENWIRKUNGEN

Stellen Sie sich darauf ein, dass Sie sich an den ersten beiden Tagen schrecklich fühlen. Sobald Ihr Körper damit beginnt, Giftstoffe zu beseitigen, wird Ihnen kälter als sonst sein, Ihre Zunge wird einen verstärkten Belag aufweisen und es kann sein, dass Sie Kopfschmerzen oder Übelkeit verspüren werden. Doch all dies sind positive Anzeichen, die auch schnell wieder vergehen werden. Bereits am dritten Tage sollten Sie sich reiner, leichter und kräftiger fühlen. Es kann außerdem sein, dass Sie sich in Ihrem Körper nun einfach wohler fühlen.

Wenden Sie weiterhin die Meditations-, Körper- und Entspannungsübungen an, um den Körper in physischer Hinsicht bei der Beseitigung von Giftstoffen zu unterstützen.

WIE SIE IHRE VERJÜNGUNGSDIÄT BEENDEN

In den vergangenen drei Wochen haben Sie Ihrem Körper einfache, aber nährstoffreiche Nahrung geboten. Daher ist es sinnvoll, nicht sofort wieder in alte Essgewohnheiten zurückzuverfallen. Dies könnte zu Verdauungsproblemen, Blähungen und Verstopfungen führen.

Die Nahrungsmittel, die Sie in den ersten Tagen nach Ihrer Entgiftung zu sich nehmen, sollten sich nicht großartig von den Nahrungsmitteln der letzten 21 Tage unterscheiden. So können Sie sich zum Beispiel etwas Obst oder Haferflocken zum Frühstück, einen Teller Gemüsesuppe oder Backkartoffel mit Hüttenkäse zu Mittag und eine Gemüsepfanne mit gegrilltem Fisch oder Huhn zum Abendessen zubereiten. Versuchen Sie, Ihre „alte Kost" nach und nach mit einzubauen. Je länger dieser Übergangsprozess andauert, desto länger wird auch der positive Effekt der Entgiftung wirken.

Sie sollten sich nun weniger aufgebläht und verstopft fühlen und vor Energie nur so strotzen. Es kann auch sein, dass Sie etwas an Gewicht verloren haben.

– Teil IV –

Der Blick in die Zukunft

– KAPITEL 16 –

Wie Sie rein und gesund bleiben

Eine Entgiftung beinhaltet eine vollständige Ruhepause für Körper und Geist. Das Ende der Entgiftung bedeutet für Sie auch einen Neuanfang – ein reineres, leichteres, gesunderes und widerstandsfähigeres „Ich". Wie haben Sie sich gefühlt, als Sie mit der Entgiftung begonnen haben? Waren Sie lethargisch, deprimiert und gestresst? Wenn dies der Fall war, so kommen Sie nun auf der anderen Seite heraus und fühlen sich vollkommen erfrischt, munter, und haben ein wunderbares Gefühl der Ganzheit. Sie werden sich physisch und emotional kräftiger fühlen, sich besser auf andere einstellen können und besser gerüstet sein, um mit den Widrigkeiten des Lebens umzugehen.

Gleich welches Programm Sie verfolgen, Sie werden daraus vor Vitalität strotzend, mit positiver Energie geladen – erneuert, erfrischt und gestärkt hervorgehen. Ihre Haut wird reiner sein, Ihre Augen klarer und Sie werden vor guter Gesundheit nur so leuchten. Sie werden mehr körperliche Energie und Durchhaltevermögen besitzen und sich dabei trotzdem ruhig und entspannt fühlen.

Am Ende der Entgiftung werden Sie sich von einer großen Masse körperlicher und emotionaler Giftstoffe befreit haben. Um nicht alle Vorzüge dieser Entgiftung zu verlieren, müssen Sie nur ein paar Änderung in Ihrem Lebensstil durchführen, um Ihre weitergehende Gesundheit und Vitalität aufrechtzuerhalten.

BLEIBEN SIE BEI DER UNGIFTIGEN ERNÄHRUNG

- Kehren Sie Fast-Food und verarbeiteter Nahrung den Rücken zu; konzentrieren Sie sich auf gesunde Bio-Produkte.
- Versuchen Sie, fünf Portionen Obst und Gemüse pro Tag zu essen.
- Bringen Sie Hülsenfrüchte, Nüsse und Körner, einige fettarme Milchprodukte, frischen Fisch und Bio-Geflügel in Ihre Kost mit ein.
- Begrenzen Sie den Verzehr von Rind- und Schweinefleisch, geräuchertem Fleisch, denaturierten und Konservenprodukten, Zucker, Salz, gesättigte Fettsäuren, Kaffee, Milchprodukten und Alkohol.
- Trinken Sie weiterhin reichlich gefiltertes Wasser.
- Essen Sie nicht stets dieselben Dinge – variieren Sie den Verzehr von Milchprodukten, Eiern, Weizen- und Hefeprodukten, welche allesamt Allergien hervorbringen können.

EIGNEN SIE SICH EINEN UNGIFTIGEN LEBENSSTIL AN

- Halten Sie sich von Arzneimitteln – gleichgültig ob frei verkäuflich, verschreibungspflichtig oder der Erholung dienend, fern.
- Benutzen Sie natürliche Behandlungsformen wie Kräuterkunde, Homöopathie, Ernährungstherapie, Hypnosetherapie, Osteopathie und Massage, welche nur wenige oder gar keine Nebenwirkungen aufweisen.
- Tauschen Sie chemische Reinigungsprodukte in Ihrem Haushalt gegen umweltfreundlichere Produkte aus.
- Wechseln Sie zu natürlichen Kosmetika.

BLEIBEN SIE AKTIV

Regelmäßige Bewegung sorgt für ein physisches und emotionales Wohlbefinden. Die meisten Experten sind der Ansicht, dass 30 Minuten Sport am Tag die bestmögliche Wirkung erzielt. Wählen Sie sich zwei oder drei Aktivitäten aus, die Sie gern mögen – wie zum Beispiel Walking, Aerobic, Schwimmen oder Radfahren. Dies wird zum einen die verschiedenen Muskelgruppen beschäftigen und Ihnen Abwechslung bieten, sodass Sie keine Langeweile oder Überdruss verspüren. Viele Untersuchungen besagen außerdem, dass Aktivitäten, die in 10-Minuten-Einheiten ausgeführt werden, ebenso effektiv wie eine einzelne 30-Minuten-Einheit sind, also:

- Gehen Sie zu Fuß zum Supermarkt um die Ecke, anstatt das Auto zu nehmen.
- Nehmen Sie die Stufen anstelle des Aufzugs.
- Fahren Sie mit dem Rad zur Arbeit.
- Betreiben Sie Yoga, Pilates oder Tai Chi.

VERNACHLÄSSIGEN SIE IHRE ENTGIFTUNGSFÄHIGKEITEN NICHT

- Wenden Sie weiterhin die Atem- und Meditationsübungen an.
- Benutzen Sie regelmäßig die Körperbürste.
- Gönnen Sie sich stets, wenn Sie Ihren Körper reinigen wollen, eine hydrotherapeutische Anwendung.
- Beseitigen Sie Stress durch Visualisierung, Entspannung und Affirmation aus Ihrem Leben.

Eine Entgiftung stellt eines der besten Geschenke dar, die Sie Ihrem Körper machen können. Es ist zwar kein Universalheilmittel, bildet jedoch einen hervorragende Möglichkeit, etwas in Ihrem Leben zu verändern. Regelmäßige Entgifter können den körperlichen und seelischen Erträgen einer Entgiftung gar nicht genug Lob zollen. Sie werden selbst herausfinden, dass Sie die Entgiftung widerstandsfähiger und aufmerksamer machen wird. Sie wird einen Zustand des mentalen Friedens, des emotionalen Wohlbefindens und Klarheit erschaffen, wodurch Sie in der Lage sein werden, Ihre Zukunft aus einem neuen positiven Blickwinkel sinnvoll und mit gestärktem Selbstwertgefühl zu betrachten. Sie wird Ihnen ein deutlicheres Verständnis für die Beziehungen mit Ihren Mitmenschen ermöglichen. Eine Entgiftung kann Ihnen dabei helfen,

Ihr Potenzial zu erkennen. Sie ist Ihr Schlüssel zu einem gesunderen, reineren und widerstandsfähigeren Geist und Körper. Dies alles führt Sie auf einen Weg – einen Weg in eine bessere Zukunft.

Weiterführende Literatur

Bragg, Paul und Patricia, *Wunder des Fastens. Fitness und Jugend durch individuell richtiges Fasten,* Waldthausen / Natura Verlag, Waldthausen 2003

Duff, Gail, *Reader's Digest Natural Beauty,* London 1998

Kenton, Leslie, *10-Day Clean-up Plan,* Ebury Press, London 1994

Kingston, Karen, *Heilige Orte erschaffen mit Feng Shui,* Integral Verlag, München 2001

Lalvani, Vimla, *Energie und Kraft mit Yoga. Das gezielte Übungsprogramm für Entspannung und Wohlbefinden,* Mosaik Verlag, München 1999

Shaukat, Sidra, *Natural Beauty,* Element Books, Shaftesbury 1992

Spear, William, *Feng Shui Made Easy,* Thorsons, London 1995

Spear, William, *Die Kunst des Feng Shui. Optimale Energie durch Gestaltung des Lebensraums,* Droemer-Knaur Verlag, München 1996

Index

Aloe Vera 104
Antibiotika 16
Antioxidant 18
Apfelessig-Bad 69
Arbeit 38, 125
Aromatherapeutische Bäder 70
Artischocken 105
Asbest 18
Ätherische Öle 35
Atmung 14
Autogenes Training 53
  Atmung 72
  Atmungsübungen 74
  Volle Atmung 75
  Wechselseitige Nasenatmung 75
  Die Welle 77

Bad: Feng Shui 123
Bärentraube 105
Bentonit 69
Bragg, Patricia 38
Bücher und Magazine 35

Cayenne 106
Chaitow, Leon 39
Chi 76
Chi Kung Atmung 76
Chlomequat 17
Chlor 18
Clenbuterol 17

Dampfbehandlungen 35
  Dampfbäder 70
Darmspülung 38
Dehnübungen 79
Diarrhö 43
Dreiwöchige Verjüngungsdiät 203

Echinazin 107
Einlauf
Entgiftung 37, 38, 46
Entgiftungsprogramme
  Dreiwöchige Verjüngungsdiät 203
  Ein-Tages-Mono-Diät 9
  Gesundheitsfarm-Entgiftung 157
  Siebentägiger Frühjahrsputz 178
  Zehntägige Reinigungsdiät 191

Entspannungsübung 50
E-Nummern 27
Epsomsalz-Bad 67

Fasten 40
  Zweitägiges 149
  Zweitägiges Saft- 137
Feng Shui 115
  Arbeitsplatz 125
  Zuhause 121
Fenchel 107
Fenchel-Radieschen-Salat 186
Fisch 27
Flohsamen 112
Freie Radikale 18
Früchte und Gemüse 17
Fußmassage 174
Fußübungen 173
Fungizide 15

Ganzkörpermassage 195
Gelbwurzel 108
Gemüse 17
  Siehe auch: Früchte und Gemüse 17
  Zum Anbraten 19
  Zum Kochen 20
Gemüsesuppe 45
Gerstengras 113
Gesichtsmaske 161
  Hausgemachte Gesichtsmaske 164
  Sechs-Stufen-Gesichtsmaske 161
Gesichts- und Nackenmassage 63
Gewichtsverlust 44
Gewürze 36
Giftsstoffe 12, 13, 14, 33
  Entgiftungssystem des Körpers 24
  Im Zuhause 18
  Interne, körpereigene 18
  Luft 12
  Nahrung 13
  Schutz vor Giftstoffen 26
  Wasser 12

Haferflockenbad 66
Handmassage 167
Harnwege 25
Hauspflanzen 19

Haut 13
Hautausschlag 21
Herbizide 17
Hitzebad 71
Hocking, Chris 78
Hummus 182
Hydrotherapie 65

Immunsystem 13
Ingwer 43, 108
Ionisator 35

Kaffee 19
Kaliumsud 182
Kältegefühl 41
Kamille 42, 106
Katze, Dehnübung 88
Kenton, Leslie 71
Kingston, Karen 118
Klangmeditation 55
Klette 105
Knoblauch 108
Kobra 101
Koriander 107
Körperbürsten 60
Kräutertee 36
Kristalle 120

Lactobacillus acidophilus 36
Leber 24
Leinsamen 27
Löwenzahn 107
Luft 12. 13, 14, 23
  Giftstoffe 23
Lunge 24
Lymphsystem 62

Magen-Darm-Trakt 24
Mantren 54
Manuelle Lymphdrainage (MLD) 62
Massage 35, 62
  Fuß- 174
  Ganzkörper- 195
  Gesichts- und Nacken- 63
  Hand- 167
  Lymphdrainage 62
Meditation 31, 54
  Techniken 54, 57
Melatonin 16
Mohrrüben 14, 36
Musik 35

Nahrungsergänzungen 104
Natürliche Reinigungsmittel 30
Nebenwirkungen
  Generelle 41
  Speziell: siehe individuelles Programm
Nieren 25
Nitrate und Nitrite 27

Organophosphate 17

Pediküre 173
Pestizide 14, 16
Petersilie 109
Pfefferminze 110
Pilates, Joseph 78
Pilates, Übungen 78
Popescu, Magda 62
Prana 74

Qui (chi) 76

Rauchen 21
Raumreinigung 116
Reinigung 30
  Natürliche Reinigungsmittel 30
Rindfleisch 45
Rosmarin 110

Säfte 138
Salate
  Fenchel- und Radieschen- 186
  Grüner Salat mit Walnuss 186
  Kartoffel- und Blumenkohl- 209
  Warmer Gemüse- 210
Sauna 70
Schlaf 21
Schlaflosigkeit 22, 42
Schlechter Atem 22, 44
Schultz, Johannes 53
Seegräser 113
Selbsthypnose 51
Sellerie 106
Siebentägiger Frühjahrsputz 178
Singen 56
Sitzbad 66
Sonnenbrand 104
Sonnengruß 95
Spannungslöser 79
Spiegel 30, 120
Spirulina 113

Stressreduktion 49
Stretching des einzelnen Arms 82
Sud 108

Tecnazen 17
Thymian 110
Torf- und Schlammbäder 68
Traumtagebuch 34

Übelkeit 22, 42
Übungen
  Arm-Bein-Stretching 80
  Die Katze 88
  Füße 57
  Gluteal 85
  Hüften- und Schulterstretching 86
  Pilates 78
  Rückkehr in den Stand 91
  Spannungslöser 79
  Stretching des einzelnen Arms 82
  Wirbelsäulenlockerung 90
  Wirbelsäulen-Stretching 84
  Yoga 94
    Entspannung 102
    Kobra 101
    Körper-Stretching 97
    Sonnengruß 95
    Zusammenziehen und Wölben 79

Verstopfung 43
Videos 35
Visualisierung 58

Wachstumshormone 15
Walking 103
Warmer Gemüsesalat 210
Wasser
  Giftstoffe 17
  Selbstschutz 27
Wassertherapie,
  siehe Hydrotherapie 36, 65
Weizen 17
Weizengras 113
Wellenatmung, die Welle 77
Wochenend-Gesundheitsfarm-
  Entgiftung 157

Yoga-Atemübungen 74

Zehntägige Reinigungsdiät 191
Zitronen-Honig-Getränk 182
Zungenbelag 40
Zusammenziehen und Wölben 79
Zweitägiges Fasten 149
Zweitägiges Saft-Fasten 137